烧烫伤：自救与就医

主　编　孙　瑜　夏照帆

副主编　侯文佳　潘博涵　陈郑礼　范晓明

编　者（按姓氏笔画排序）

王　阳　海军军医大学第一附属医院
伍国胜　海军军医大学第一附属医院
汤　燾　上海交通大学医学院附属上海儿童医学中心
孙　瑜　海军军医大学第一附属医院
李泽楠　中南大学湘雅三医院
李骏强　海军军医大学第一附属医院
沙清丽　海军军医大学第一附属医院
陈郑礼　海军军医大学第一附属医院
陈甜胜　海军军医大学第一附属医院
范晓明　海军军医大学第一附属医院
侯文佳　上海交通大学医学院附属上海儿童医学中心
夏照帆　海军军医大学第一附属医院
凌　萍　海军军医大学第一附属医院
龚　腾　福建医科大学附属协和医院
潘博涵　海军军医大学第一附属医院

绘　图　齐　森　吉林动画学院

人民卫生出版社

·北　京·

图书在版编目（CIP）数据

烧烫伤：自救与就医 / 孙瑜，夏照帆主编 . 北京：人民卫生出版社，2026. 1. --ISBN 978-7-117-39178-8

Ⅰ. R644

中国国家版本馆 CIP 数据核字第 20258AS604 号

烧烫伤：自救与就医

Shaotangshang:Zijiu yu Jiuyi

主　　编：孙　瑜　夏照帆

出版发行：人民卫生出版社（中继线 010-59780011）

地　　址：北京市朝阳区潘家园南里 19 号

邮　　编：100021

E - mail：pmph @ pmph.com

购书热线：010-59787592　010-59787584　010-65264830

印　　刷：北京顶佳世纪印刷有限公司

经　　销：新华书店

开　　本：889 × 1194　1/32　　印张：3

字　　数：75 千字

版　　次：2026 年 1 月第 1 版

印　　次：2026 年 2 月第 1 次印刷

标准书号：ISBN 978-7-117-39178-8

定　　价：35.00 元

打击盗版举报电话：010-59787491　E-mail：WQ @ pmph.com

质量问题联系电话：010-59787234　E-mail：zhiliang @ pmph.com

数字融合服务电话：4001118166　E-mail：zengzhi @ pmph.com

前　言

在日常生活中，烧烫伤是一种常见但容易被忽视的意外伤害。无论是厨房烹饪时的油火，还是热水、热汤，或是工作、生活中经常接触到的化学试剂，甚至是火灾事故，都可能导致烧烫伤。烧烫伤不仅会给我们带来身体上的痛苦，还可能引发一系列心理和社会问题。因此，对烧烫伤的科学认知和处理显得尤为重要。

本书的编写初衷是为广大读者提供一本全面、实用的烧烫伤科普书籍。希望通过深入浅出的方式，帮助大家了解烧烫伤的基本知识，掌握正确的烧烫伤处理方法，以便在大家遭遇烧烫伤时能够迅速、有效地进行自救和互救。书中所指的烧伤包括烫伤、火焰烧伤、电烧伤、化学烧伤、晒伤等由于热力、电能、化学物质、放射线等作用于人体而引起的一种急性损伤性疾病。下文出现的烧伤泛指“烧烫伤”。

本书内容涵盖了从院前急救到烧伤康复的全过程。院前急救部分，介绍如何在烧烫伤发生后迅速进行初步处理，以减轻伤害，防止感染，并分享常见的居家急救措施，帮助患者在伤情较轻的情况下进行自我治疗。门诊治疗部分，详细介绍烧烫伤患者在门诊接受治疗的过程和注意事项，帮助读者了解目前临床常用的敷料类型，有利于快速康复。住院治疗部分，针对严重烧伤的情况，介绍住院治疗的常规方案以及患者和家属需要配合的事项。最后，在康复部分，将讨论烧伤后的康复训练和心理调适，帮助患者尽快恢复身体和心理健康，提高生活质量。

本书既适合普通读者，作为烧烫伤预防和处理的参考手册；也适合作为医疗工作者进行烧烫伤救治的参考书籍。希望通过本书，让更多人了解烧烫伤知识，掌握烧烫伤处理技能，为生活安全增添一份保障。

在编写过程中，编者团队参考了大量的医学文献，并结合临床实践经验，力求内容的准确性和实用性。但鉴于个人水平和时间有限，如有不当之处，恳请读者批评指正。

让我们共同关注烧烫伤问题，为健康和安全贡献一份力量。

孙　瑜　夏照帆

2025 年 11 月

目　录

第一部分 小伤自救、大伤就医，院前急救很重要 /1

第四部分 不留瘢痕改善生活，出院康复须注意 /66

1 第一部分

小伤自救、大伤就医，院前急救很重要

烧伤基础知识

正常的皮肤结构是什么样的

皮肤是人体最大的器官，位于人体表面，组成人体的第一道防线。

皮肤由表皮、真皮、皮下组织构成。表皮由外向内分为五层，分别为角质层、透明层、颗粒层、棘层和基底层，其中棘层、基底层合称为生发层。真皮分为乳头层及网状层，乳头层靠近表皮，通过基底膜与表皮相连接，含有丰富的毛细血管和淋巴管，以及游离的神经末梢和触觉小体；网状层位于乳头层深部，含有粗大的胶原纤维。皮下组织又称“皮下脂肪层”，除脂肪外还含有丰富的血管、淋巴管、神经、汗腺及毛囊。

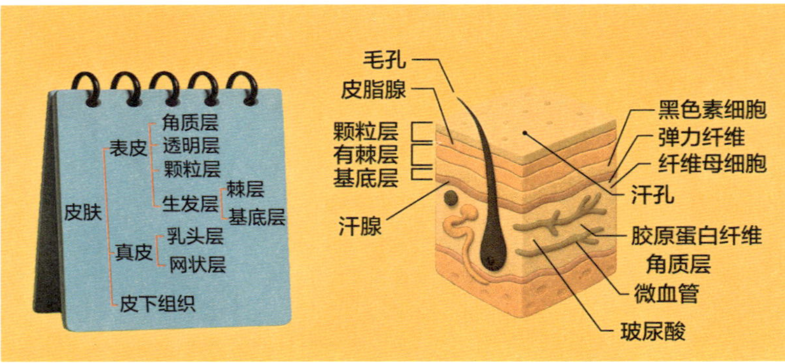

皮肤生理结构图

按照深度分类，烧伤分为几度

烧伤是按照深度进行分类的，常用的烧伤深度主要有两种，分别为“Ⅲ度四分法”和“Ⅳ度五分法”，两者都是将Ⅱ度创面分为浅Ⅱ度创面和深Ⅱ度创面。其中浅烧伤是指Ⅰ度烧伤和浅Ⅱ度烧伤，而深度烧伤则是指深Ⅱ度及深Ⅱ度以上烧伤。

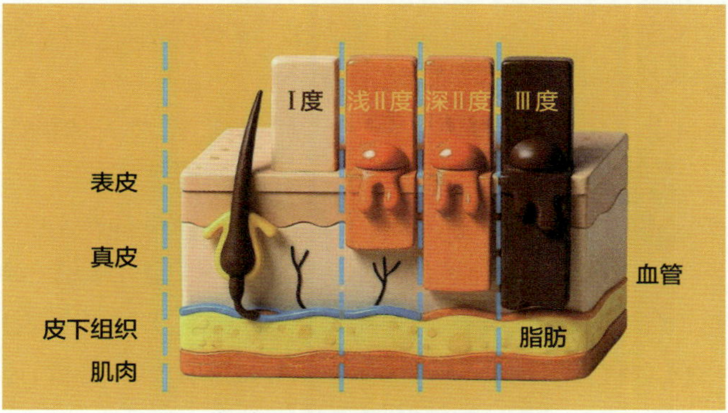

烧伤深度示意图

Ⅰ度烧伤的表现是什么

Ⅰ度烧伤主要伤及表皮浅层，可表现为局部红斑、疼痛，可伴有烧灼感，没有水疱形成，一般 3 ～ 7 天自行愈合，部分会伴有色素沉着。

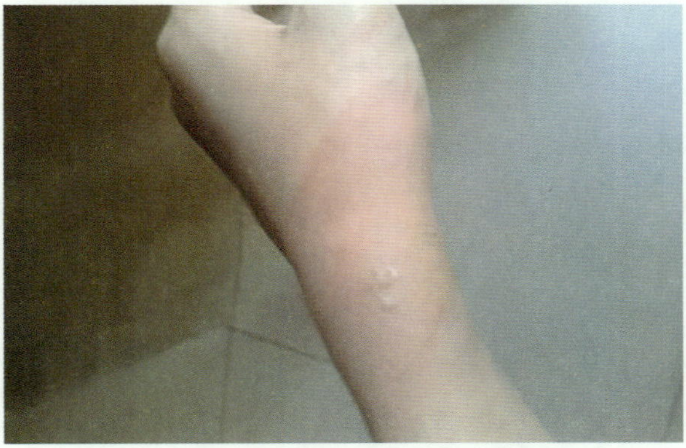

除水疱形成位置均表现为Ⅰ度烧伤

浅Ⅱ度烧伤的表现是什么

浅Ⅱ度烧伤主要伤及部分生发层或真皮乳头层，可形成较大水疱，基底红润，渗出多，痛觉敏感。在未感染的情况下，多于伤后1～2周愈合，早期可伴有色素沉着，可自行消退，较小概率形成瘢痕。

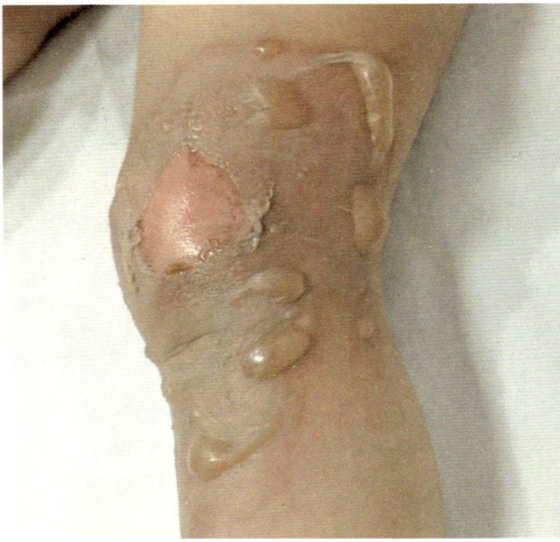

浅Ⅱ度烧伤为大水疱形成

深Ⅱ度烧伤的表现是什么

深Ⅱ度烧伤，主要是表皮、真皮乳头层全部受损，真皮网状层部分受累，真皮深层的皮肤附属器尚有活力。主要表现为细密的小水疱形成，创面基底红白相间，可呈深红色、猩红色，创面渗出较多，痛觉迟钝，拔毛试验微痛。在未感染的情况下，创面多于伤后3～4周愈合，多遗留瘢痕增生，甚至出现关节功能障碍。

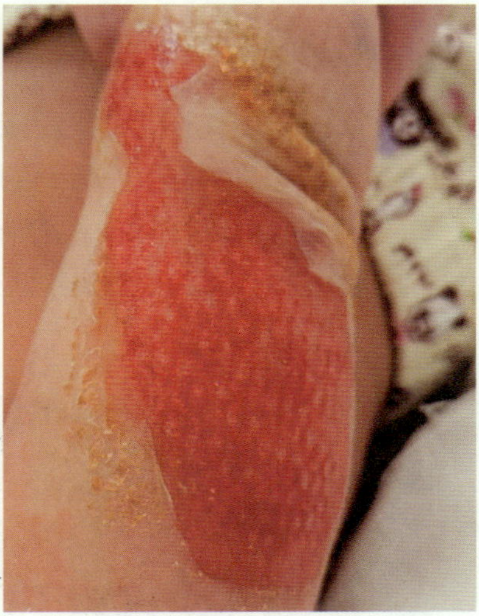

深Ⅱ度创面

Ⅲ度烧伤的表现是什么

Ⅲ度烧伤又可称为“焦痂样烧伤”，皮肤全层受损，可表现为外观蜡白、焦黄、黑焦样改变，无水疱形成，皮肤坚硬，弹性消失，可呈皮革样改变，并可见树枝状的血管栓塞网样改变，痛觉消失。

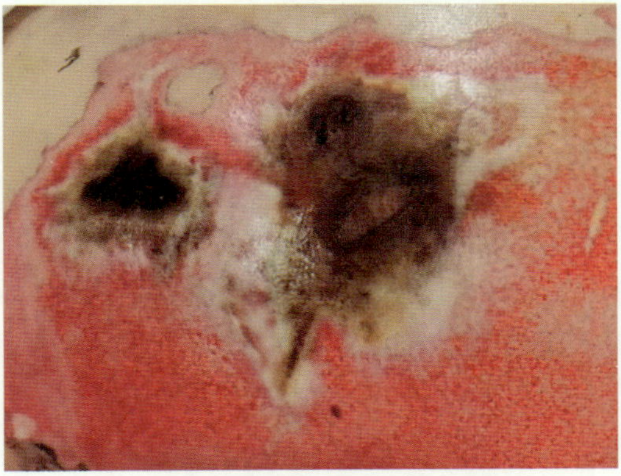

焦痂为Ⅲ度烧伤创面

Ⅳ度烧伤的表现是什么

Ⅳ度烧伤是非常严重的烧伤,临床不常见。通常皮肤全层受损并累及浅筋膜、肌肉组织、骨骼,甚至出现脏器损伤。皮肤多呈焦痂或炭黑样表现,失去弹性,可以见树枝状的血管栓塞网,肌肉颜色晦暗、失活。心肌受损者可出现心律失常、心搏骤停、心肌酶升高等。

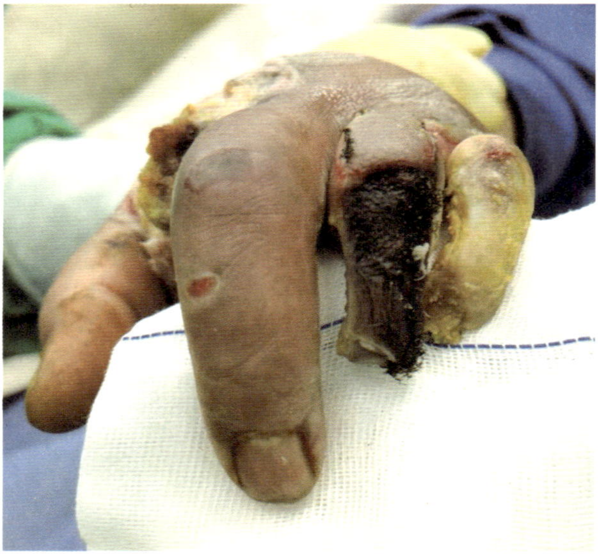

Ⅳ度烧伤

什么因素可能造成Ⅳ度烧伤

Ⅳ度烧伤多见于电烧伤,亦见于长时间火场滞留导致的烧伤及营养状态不良的老年烧伤患者。电烧伤包括高压电、雷电,生活用电等造成的Ⅳ度烧伤,肌肉组织可呈跳跃性坏死,电流经过的身体脏器也可能受到损害。治疗时应重点要探查心脏、脑组织、肾脏等功能。

如何计算成人烧伤面积

成人烧伤面积可以采用“九分法顺口溜”计算。

发面颈，三三三；双手双臂，五六七；前干、后干加会阴，十三十三一；双臀双足，五跟七；小腿大腿，十三二十一。

具体可理解为，一个成人体表面积可以分成 11 个 9% 和 1 个 1%。其中第 1 个 9% 是指发部、面部和颈部，分别为 3%、3%、3%。第 2 ～ 3 个 9% 是指双手、双前臂和双上臂，各自面积为 5%、6%、7%。第 4 ～ 6 个 9% 是指前、后躯干和会阴部，各占 13%、13% 和 1%。第 7 ～ 11 个 9% 和 1 个 1% 是指双臀、双大腿、双小腿和双足，分别为 5%、21%、13%、7%。

特别提醒，女性的双臀、双足与男性稍有不同，比例分别为 6% 和 6%。

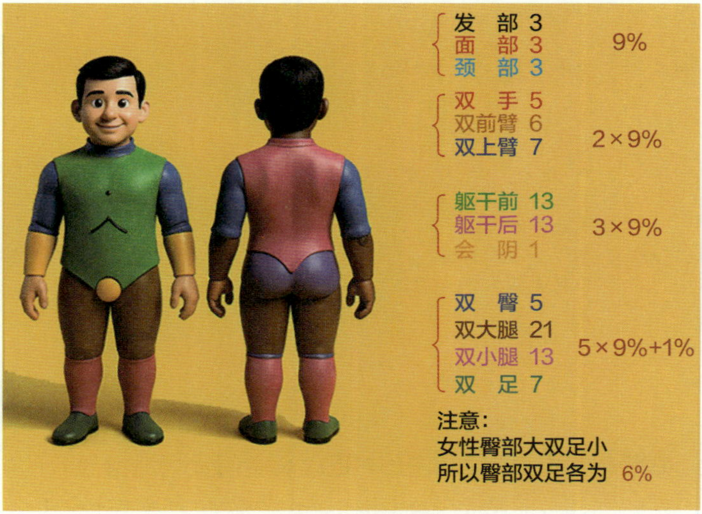

“九分法”

由于儿童的头面部和下肢在生长过程中会不断变化，针对儿童烧伤面积的计算需要区分这两个部位，其中头面部总体表面积为[9+(12-年龄)]%,而双下肢的总体表面积为[9×5+1-(12-年龄)]%。具体计算方式可参照下表。

成人、儿童各部位占体表面积百分比

部位		占成人体表面积百分比/%		占儿童体表面积百分比/%
头颈	发部	3	9	9+(12-年龄)
	面部	3		
	颈部	3		
双上肢	双手	5	9×2	9×2
	双前臂	6		
	双上臂	7		
躯干	躯干前	13	9×3	9×3
	躯干后	13		
	会阴	1		
双下肢	双足	5	9×5+1	9×5+1-(12-年龄)
	双小腿	13		
	双大腿	21		
	双臀	7		

简便可行的烧伤面积评估计算方法

目前,最常使用的简易烧伤面积估算方法是“手掌法”。每个人的手掌合起时大约占体表面积的1%,烧伤发生时可叠加手掌面积,初步判断烧伤面积。

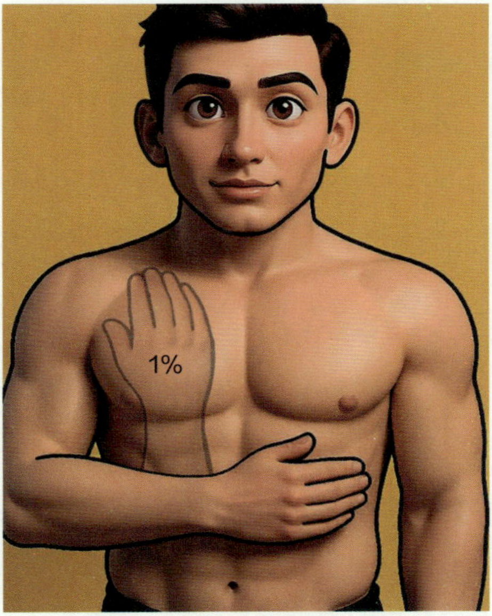

“手掌法”

如何判定烧伤严重程度

烧伤严重程度取决于烧伤深度和烧伤总面积两方面，具体区分见下表。其中儿童特指年龄小于 12 周岁，超过 12 周岁按成人计算。

成人烧伤严重程度判定

烧伤严重程度	判定依据
轻度烧伤	Ⅱ度烧伤面积≤ 10%
中度烧伤	Ⅱ度烧伤面积在 11% ～ 30%，或Ⅲ度烧伤面积＜ 10%
重度烧伤	Ⅱ度烧伤面积在 31% ～ 50%，或Ⅲ度烧伤面积在 11% ～ 20%，或烧伤面积虽不到上述百分比，但已发生休克，合并较重的吸入性损伤和复合伤
特重度烧伤	烧伤总面积在 50% 以上或Ⅲ度烧伤面积在 20% 以上

儿童烧伤严重程度判定

烧伤严重程度	判定依据
轻度烧伤	Ⅱ度烧伤面积≤ 5%
中度烧伤	Ⅱ度烧伤面积在 5% ～ 15%，或Ⅲ度烧伤面积＜ 5%
重度烧伤	Ⅱ度烧伤面积在 15% ～ 25%，或Ⅲ度烧伤面积在 5% ～ 10%，或烧伤面积虽不到上述百分比，但已发生休克，合并较重的吸入性损伤或者复合伤，婴儿头面部烧伤面积超过 5%。
特重度烧伤	烧伤总面积在 25% 以上或Ⅲ度烧伤面积在 10% 以上

多大面积的烧伤就可能并发烧伤休克

一般认为，成人烧伤总面积超过体表面积的 30%，儿童烧伤总面积超过体表面积的 10%，就需要着重预防休克的发生。此时，应该观察患者的精神状态和基本生命体征等指标。早期出现明显烦躁、口渴症状和后期反应迟钝、意识淡漠都可怀疑休克。

此外，如果在医院监测期间出现心率加快，成人每分钟超过 120 次，儿童每分钟超过 150 次，血压明显降低也需要怀疑休克。其他比较容易观察的指标还有患者的尿量，如果小于 1mL/(kg·h)，也可考虑为休克。

烧伤的识别及预防

烧伤、烫伤、灼伤、晒伤是一回事吗

烧伤是指开水、热油等高温物体，火焰等其他热力因素，强酸、强碱等化学物质，电流和核物质等接触皮肤引起的损伤。灼伤的致伤因素与烧伤相似，亦可认为是高温物质、化学物质、电流

和放射性物质等接触皮肤造成的损伤。烫伤是指接触开水、热油和高温金属等引起的皮肤损伤。晒伤特指皮肤长期暴露于太阳下引起的红肿、水疱、脱皮、色素沉着等皮肤损伤情况。

哪些因素可能造成冻伤、电烧伤

冻伤多见于以下情况：①长时间滞留在低温环境中，如醉酒后滞留在寒冬室外，长时间停留在冷库内等，未进行充分保暖的肢体外露，可造成冻伤；②液氮的运输、使用过程中，操作不当可引起冻伤；③制冷、制冻液使用不当，可造成冻伤。

电烧伤多见于以下情况：①从事电力维护、检修的工作人员，操作不当可造成电烧伤；②电路老化、使用劣质电器、不当使用大功率电器等造成电路短路，可造成电烧伤；③儿童好奇心强，误碰电插座、电瓶充电口、暴露在外的电线等可造成电烧伤；④户外钓鱼，应远离高压电线，操作不当可造成电烧伤；⑤意外闯入高压电辐射区可造成电烧伤。

居家生活中常见的烧伤隐患有哪些

1. 热水、热油、热汤、热粥等热液和水壶、锅碗等盛放它们的容器。

2. 厨房用火、酒精火焰、烟花爆竹、火灾等火焰来源。

3. 插线板、电源插座、老化线路等致电击伤的物品。

4. 草酸、洁厕灵、管道疏通剂、食品干燥剂等可致化学烧伤的物质。

5. 电热水壶、电热毯、电热取暖器、微波炉等可以加热的家电。

哪些家庭场景可能会造成烧伤

1. 用电不当、电路短路会引发家庭火灾。

2. 燃气管道老化会引起燃气泄漏，造成家庭火灾。

3. 接触热汤、热水、热油等高温物体,或意外打翻盛有这些高温液体的容器,可造成烫伤。

4. 家用清洁剂,如洁厕灵、管道疏通剂等,使用不当会造成化学烧伤。

5. 电热水壶、加热棒、电熨斗、微波炉等可加温、加热的工具,使用不当可造成烧伤。

哪些工作场景可能会造成烧伤

1. 从事餐饮工作的人员(尤其是厨师、菜品加工员、传菜员等)在工作过程中易接触热油、热蒸汽、热汤等高温物质,造成烧伤。

2. 从事危险化学品配制、运输等工作人员,在操作过程中不严格按照安全指示操作可能造成化学烧伤。

3. 从事城市绿化、除污的工作人员,工作过程中会接触高浓度的强酸或强碱试剂,在调整或使用过程中因操作不当可能造成化学烧伤。

4. 实验室工作人员,在接触强酸、强碱等具有腐蚀性的物质时,因操作不当会引起化学烧伤。

5. 从事高压电工作的人员,未按安全指示工作可能造成高压电击伤。

哪些户外场景可能会造成烧伤

1. 户外露营、烧烤时,烧红的炭火、带有加热功能的电器均可能造成烧伤。

2. 户外燃放烟花爆竹时,操作不当可能造成烧伤。

3. 旅行中保温杯没有拧严盖好,接热水时没有注意安全操作,有可能造成烧伤。

4. 长时间在阳光下暴晒,会造成裸露在外的皮肤烧伤。

5. 户外钓鱼接触高压电线或操作不慎会造成高压电击,电弧、电火花烧伤。

6. 雷雨天气在户外树木下躲雨，使用金属物或接打电话，可能会造成雷电击伤。

哪些家庭物品可能造成化学烧伤

化学烧伤不仅发生在工业生产场所及实验室内，日常家庭生活中也可因接触日化用品或使用不当造成化学烧伤。

常用的日化用品有酸、碱、酚类等，主要包括管道疏通剂、强力清洁剂、84 消毒液、洁厕灵、来苏水等，未按照说明使用或错误方式使用均有可能造成化学烧伤。

如何避免家庭中的化学烧伤

1. 使用碱性日化用品，如管道疏通剂、强力清洁剂时，避免一次性用量过多，防止液体飞溅造成化学灼伤，同时戴好橡胶手套进行防护。

2. 避免酸性与碱性日化用品同时使用，如避免将 84 消毒液与洁厕灵同时使用，两者同时使用可产生氯气这种有毒气体，严重者可致人死亡。

3. 严格按照说明稀释高浓度消毒液，稀释时将高浓度消毒液加入水中，而非将水加入消毒液中。

4. 按照说明要求的方式使用消毒剂。

哪些家庭情景可能造成小儿烫伤

儿童活泼好动，避害能力较差，以下情况均可能造成家庭内的小儿烫伤。

1. 打翻盛有热汤、热面条的碗，造成烫伤。

2. 在厨房玩耍，撞翻盛有热汤的锅具。

3. 准备洗澡时，跌入盛有热水的浴盆。

4. 取暖时过分接近暖气片、油汀等。

5. 长时间直接接触暖宝宝、热水袋等，可能造成低热烫伤。

如何预防家庭小儿烫伤

儿童烫伤事件频发，做好预防至关重要。常见的预防方法如下。

1. 避免将盛有热汤、热水的碗具放在桌边，尤其是带有桌布的桌边，防止孩子因拉扯桌布打翻碗具。

2. 避免孩子到厨房玩耍，尤其是正在烧水、煮饭的厨房，如果家长正在将热汤转送至餐厅，一定要注意身旁有无孩子，可大声提醒孩子注意避让。

3. 给孩子洗澡时，一定要先放凉水，再放热水，水温合适后给孩子洗澡，并将热水瓶盖好、拧严，放到孩子接触不到的地方。

4. 使用家用取暖设备，注意调节温度，避免温度过高，同时尽可能远离孩子。

5. 使用暖宝宝、热水袋取暖时，应先检查热水袋的封闭性是否完好，避免使用橡胶老化的热水袋，避免加热水时因注水过多发生破裂；避免暖宝宝、热水袋等直接接触皮肤，睡觉时将其移开，避免夜间同一位置长时间接触造成低热烫伤。

哪些户外情景可能造成小儿烧伤

儿童好奇心重，自我保护意识差，很多户外情景都可能造成儿童的烧伤。

1. 燃放烟花爆竹。

2. 野外露营、篝火、烧烤等，儿童因好奇接触明火、加热工具等。

3. 长时间在户外滞留、玩耍，且未合理使用防晒措施，可能引发皮肤烧伤。

4. 夏日户外活动，儿童因好奇接触炙热的马路、护栏等高温物体等。

5. 户外车辆自燃或者照明设备自燃、自爆等，儿童避险能力差，可能造成烧伤。

什么是低热烫伤

低热烫伤又名“低热烧伤”，是指长时间接触 45 ～ 80℃的热源并作用于局部皮肤引起的烧伤。比如接触 70℃热水持续 1 分钟以上，或接触 60℃热水持续 5 分钟以上就有可能引起低热烫伤。

哪些情况可能造成低热烫伤

大部分人在日常生活中常常使用热水袋、暖宝宝、电热毯、艾灸等，虽然这些制热物质温度略高于 45℃，但接触时间较长，也会引起低热烫伤。

烧伤早期急救处置

烧伤发生后的第一时间应该采取哪些措施

烧烫伤发生后最主要的事情就是离开致伤源，第一时间采取的措施是降温，居家情况下可选择用流动水冲洗 30 分钟以上，尽量冲洗到不痛为止。

烧伤早期处理牢记五个字：冲、脱、泡、盖、送。

1. 冲　要在第一时间脱离致伤源，用流动水冲洗伤处至少 30 分钟。

2. 脱　同时脱去被热液或者化学试剂浸渍的衣物，若脱衣困难或可能造成表皮脱失，可保留难以去除的衣物，剪除衣物其他部分。此过程可在流动水冲洗或浸泡中完成。

3. 泡　当烧烫伤部位为手、前臂、小腿等方便冲洗的部位，可以持续用流动水冲洗,亦可选择浸泡方式降温,一般使用常温水浸泡。如果遇面颊、颈部、会阴等部位不方便冲洗时,或伤者为儿童、老年人,无法配合完成冲洗或浸泡,可使用湿冷毛巾外敷创面。在湿敷创面时,需要每隔几分钟更换湿毛巾,以保证有效降温。通常情况下,浸泡持续时间应为祛除降温措施后疼痛感明显缓解甚至消失为止。

4. 盖　将干净的毛巾或衣物覆盖伤处。

5. 送　尽快将伤者送至具有烧伤专科的医疗机构救治。

火灾现场能做哪些自我保护措施

火灾现场的主要致死因素为过度烟雾吸入所致的窒息,受伤后第一时间脱去着火的衣物,同时可就地打滚压灭火焰。要迅速离开火灾现场,尤其是密闭和通风不良处,避免大声喊叫,同时可用湿毛巾或衣物捂住口鼻,降低身体重心,减轻吸入性损伤和窒息。

若无法快速逃离火灾现场,应尽可能寻找一处无明火及烟雾的房间,堵住门缝,避免烟雾进入房间,等待救援或安全逃生。

烧伤后如何进行正确冲洗

第一选择是将创面置于流动的自来水下冲洗至少 30 分钟。流动水可以瞬间降低温度,也可以去除沾染在皮肤上的致伤物质。一般用流动水冲洗伤处周围,使流动水流经受伤区域,避免直接冲击伤处。

哪些方法可以尽可能减轻烧伤的程度

迅速脱离致伤源,及时冷疗降温,就近转运就医,这些都有助于减轻烧伤的程度。

火焰、高温液体等是影响烧伤严重程度的直接暴露因素,接触这些热力因素时间越长、接触面积越大,烧伤的损伤程度越重,因此迅速脱离致伤源能有效减轻烧伤程度。

此外，及时对烧伤创面进行冷疗处理，能够降低创面的温度，阻止损伤加深。这里需要注意的是，进行冷疗时不建议直接冰敷，而应将创面置于流动的自来水下冲洗至少30分钟，同时避免流动水直接冲击创面，而应用流动水冲洗创面周围，以水流覆盖创面为宜。

完成以上措施后，可前往附近的医院，对创面情况进行评估和治疗。

烧伤后，院前急救的可行措施有哪些

首先，要迅速脱离致伤源，如衣物着火须第一时间脱去衣物，同时积极对创面进行及时有效的降温处理，保持创面清洁，及时转运。

与此同时，要检查患者生命体征并判断有无心搏、呼吸，一旦怀疑有危及生命的风险，就近就医。送医途中密切观察伤者情况，定期刺激唤醒伤者，并明确受伤时间、受伤经过、送医过程中伤者情况等。

在家中应该准备哪些物品和药品来应对烧伤后的现场急救

烧伤发生后，应立即远离致伤源并第一时间进行降温处理，采用流动水进行冲洗是最常见的降温处理方式。对于应对烧伤的现场急救，家中可准备碘伏、生理盐水、棉签、干净的纱布，也可在药店购买烫伤膏（一般应用于浅烧伤）。

烧伤后能用"民间偏方"吗

不建议使用"民间偏方"自行处理烧伤创面。

民间相传蜂蜜、醋、香油等"偏方"可用于烧伤创面的治疗，这是不科学的。

烧伤急救主要以持续降温、控制烧伤加重为主，为专业治疗争取时间。另外，要避免在烧伤创面涂抹颜色较深的液体，如汞溴红、甲紫等，容易影响医生对创面情况的判断，耽误治疗。

“头孢粉”亦不可用于烧伤创面。一般而言，烧烫伤初期创面颜色会发红、肿胀，并伴有局部皮肤温度升高等情况，不少人会下意识地将其与发炎、感染等联系起来，错误地涂抹“头孢粉”等抗炎、杀菌药物。

早期烧烫伤创面以非感染性肿胀、渗出为主，主要是火焰、开水等热力因素直接损伤皮肤，引起局部血管的通透性增加，创面可肉眼观察到清亮的、非感染的组织液，此时不需要涂抹“头孢粉”。

如果烧烫伤后即刻涂抹“头孢粉”等，会阻碍创面快速降温，干扰医务人员对创面深度进行判断，影响创面预后。

此外，一旦创面出现黄色浑浊分泌物，考虑感染时，更好的办法是加强创面换药，单纯地在创面涂抹“头孢粉”，药物很容易通过表面被吸收，进入全身血液循环，而局部创面的药物浓度相当低，无法有效抗炎、杀菌。

火灾现场，如何减少吸入性肺损伤的发生

火灾发生时，一般会伴随浓烟生成。在火灾现场应观察浓烟气流方向并顺着该方向寻找出口，快速远离火灾现场。在逃生过程中，应尽量保持低姿前进，不要大喊大叫，尽可能用湿的衣物捂住口鼻，减少吸入热气、烟雾等。

如何自我判断是否发生吸入性肺损伤

在发生烧伤时或烧伤后有以下情况之一的，应高度怀疑吸入性肺损伤可能，及时前往医院观察并评估病情：①在密闭空间内发生烧伤；②面、颈和前胸部烧伤，尤其口鼻周围深度烧伤；③鼻毛烧焦、口唇肿胀、口腔或口咽部红肿有水疱或黏膜发白；④刺激

性咳嗽、口腔有炭末；⑤声音嘶哑、吞咽困难或疼痛；⑥呼吸困难和/或伴哮鸣音。

烧伤的居家处理

水疱到底要不要戳破

在生活中遇到烧伤后皮肤出现水疱情况时，应根据水疱大小决定要不要戳破。一般情况下，像指甲盖大小的水疱不用戳破，疱液可以自行吸收，也不会影响创面愈合。但是当水疱面积足够大时，如硬币大小甚至更大时，可戳破水疱引流疱液，减少创面压迫，为保持创面良好循环争取条件。当无法判断是否需要戳破水疱时，建议尽早前往医院寻求专业指导。

水疱皮要不要保留

水疱皮保留与否取决于伤口状态和致伤原因。一般热力情况引起的水疱皮，如热水烫伤，在伤口清洁的情况下，充分引流疱液后可保留疱皮，使其发挥天然敷料作用，避免创面加深，从而实现更好的愈合。如果伤口存在污染风险，或者疱液引流不畅，需要及时清除疱皮和坏死组织，保持创面清洁。此外，对于强酸、强碱等化学物质引起的烧伤，需要及时去除疱皮以防残留的化学物质继续使创面加深。

在家中如何对烧伤创面进行换药

轻度烧伤可选择居家换药。

受伤早期，建议使用碘伏、醋酸氯已定、苯扎溴铵等进行伤口消毒，避免使用含有酒精成分的消毒剂，不建议早期使用膏状、油膏状药物涂抹创面，尤其是使用“精油、某某神油、某某膏”等非医用药物进行创面涂抹。

若无水疱或有单独小水疱形成,避免疱皮脱失,采用上述方式进行消毒,可使用清洁纱布进行创面包扎保护。

若有大水疱形成或自行换药后创面出现红、肿、热、痛等炎症反应,建议前往医疗机构进行专业换药治疗。

烧伤后就医

如何自我评估烧伤严不严重

烧伤发生后可根据创面情况初步判断严重程度。一般在烧伤发生 24 小时内,创面无水疱、破皮等情况,可认为 I 度烧伤,不需要用药处理,也不需要去医院。如果水疱大小不超过一个指甲盖,一般情况也能自愈。伤后立即出现水疱,水疱面积较大,破皮较严重等情况需要及时前往医院就诊治疗。

什么样的烧伤必须去医院治疗

以下几种烧伤,建议前往医院咨询专业人士。

1. 以患者手掌大小为 1% 体表面积,成人烧伤总面积超过 10% 体表面积,儿童烧伤总面积超过 5% 体表面积。

2. 强酸、强碱等化学物质引起的烧伤,电击伤等特殊烧伤。

3. 头部、面部、颈部、会阴部等特殊部位的烧伤。

4. 艾灸、暖宝宝等引起的低温烫伤。

5. 烧伤部位涉及关节,可能影响关节活动。

就医途中可以做哪些急救措施

首先,要密切关注并维持患者的生命体征是否平稳,一旦患者出现呼吸、心跳停止,应及时予以心肺复苏并就近送往专科医院。

其次，若就医途中患者生命体征平稳，急救重点在处理创面。继续予以冷疗，可将创面浸泡在自来水内或湿敷冷水毛巾。针对化学物质引起的烧伤，可继续用清水冲洗创面，减少化学物质残留。创面覆盖清洁敷料防止感染也很关键。覆盖物优先选择无菌敷料，其次是干净的被单、衣物等。切忌在创面涂抹有颜色的药物，如甲紫、汞溴红等。患者可适当口服含盐饮料，有效改善循环。

最后，做好保暖措施能避免体液更快、更多地丢失。

为什么烧伤后创面会很疼

人的皮肤分布着大量的神经末梢，热水、火焰等高温物质破坏了皮肤屏障，就会引起大量的神经纤维暴露，直接刺激神经带来剧烈疼痛。

另外，烧伤后创面发生炎症反应，局部组织水肿、渗出增多会压迫神经，带来烧伤早期的持续性疼痛。

烧伤后可以吃镇痛药吗

在医生的指导下，可选择服用适量镇痛药来缓解因烧伤引起的疼痛。

需要强调的是，不能盲目依赖镇痛药而忽略对创面本身的治疗，应坚持以创面治疗为主，疼痛缓解为辅的原则。

如何抑制烧伤后的创面疼痛

及时采取正确的处理措施是有效抑制创面疼痛的主要方法。烧伤发生时，及时将烧伤创面衣物去除，并将其置于流动的冷水中冲洗 30 分钟以上，以降低局部温度和减轻肿胀渗出，能有效减少疼痛。这里需要强调，建议选择流动水，禁用冰块与创面直接接触。在烧伤恢复过程中，疼痛主要源于创面炎症反应，寻求专业的创面换药指导，改善局部水肿情况能有效抑制创面疼痛，尤其要预防创面感染。与此同时，在医生的指导下适当地服用镇痛药，可帮助患者缓解创面的疼痛。

烧伤以后多久创面就不疼了

烧伤后创面疼痛时间主要取决于烧伤深度和愈合方式。

理论上，当烧伤深度在真皮浅层以上时，创面裸露大量神经纤维末梢，会引起疼痛不适。这种情况需要 1 ～ 2 周愈合创面，疼痛才会随之消失。一旦烧伤深度超过真皮深层或抵达全层皮肤，大量的神经纤维遭到毁损，创面基本丧失疼痛感。

然而，实际上，烧伤创面深度不一，创面愈合方式不同，尤其是瘢痕愈合的创面，会出现瘢痕压迫神经纤维、痛觉过敏等情况，导致持续的慢性疼痛，时间可长达数月，甚至数年之久。

烧伤急诊指导

哪些医院和科室能够处理烧伤

烧伤科属于临床小众科室，百姓认知度较低，全国不同地区的烧伤科的科室命名也不尽相同。根据 2024 年复旦大学医院管理研究所发布的《2023 年度中国医院专科声誉排行榜》，排名全国前十名的烧伤科依次为：陆军军医大学第一附属医院、中国人民解放军总医院、上海交通大学医学院附属瑞金医院、海军军医大学第一附属医院、北京积水潭医院、空军军医大学第一附属医院（西京医院）、浙江大学医学院附属第二医院、南昌大学第一附属医院、武汉市第三医院暨武汉大学附属同仁医院、江南大学附属医院。

目前，智能手机与智能搜索已普及，烧伤发生后，采取降温的同时可智能搜索当地的具有烧伤／灼伤专科的医疗机构，若受伤面积较大，可直接通过 120 就诊，由 120 将伤员送至具有烧灼伤专科的医疗机构。

儿童医院能够处理儿童烧伤吗

烧伤属于普外科的救治范畴。对于简单的烧烫伤，普外科医生可以进行处置，但是如果烧伤面积相对较大（如超过伤者单手手掌面积的烧伤），建议寻找专业的烧伤科医生进行处置。

目前，国内具有儿童烧伤专业的医院屈指可数，如首都医科大学附属北京儿童医院、南京医科大学附属儿童医院、上海交通大学医学院附属上海儿童医学中心、苏州大学附属儿童医院等。孩子发生烧烫伤后，根据烧烫伤面积大小，建议前往具有烧伤专科的医疗机构进行救治，而非限制于儿童医院。

火灾现场没有烧伤，只是吸入了烟雾为何也要去医院

火灾现场吸入烟雾会给气道带来双重损伤。烧伤发生时，高温的气体、蒸气等会直接损伤大气道，造成气道水肿、黏膜脱落，严重时可能会引起气道窒息，危害生命。

火灾现场的烟雾中含有的生物材料，被吸入气道后会腐蚀气道，破坏气道上皮，引起大量渗出，阻塞气道。除此之外，部分吸入的有毒颗粒会进入血液循环，影响血液的有效含氧量，造成心、脑等组织缺氧，导致脏器损害。

因此，即使没有烧伤，如果吸入了烟雾也要及时前往医院就诊。

为什么吸入性肺损伤会伴有一氧化碳中毒

当前越来越多的公共建筑或者住宅选择易燃的装饰材料。火灾发生时，这些材料燃烧不充分会产生大量的一氧化碳。肺部

在吸入热气、蒸气、有毒颗粒的同时也会吸入一氧化碳。

红细胞是人体重要的氧气运输载体，氧气与其结合后通过血液循环系统输送到全身各个部位，保证各器官供氧。而一氧化碳结合红细胞的能力远大于氧气，一氧化碳被吸入后会快速进入血液循环，大幅度降低氧气输送功效，造成一氧化碳中毒。

为什么吸入性肺损伤要进行气管切开

吸入性肺损伤会出现气道周围水肿，导致气管狭窄、气道阻力增加，从而引发气道梗阻而危及患者生命。因此，及时建立人工气道是重要的救治措施之一。建立人工气道包括气管插管和气管切开。虽然前者简便、快速，但是当气道水肿严重时，气管插管会比较困难，容易危及生命。因此在易引起气道梗阻的中、重度吸入性肺损伤患者救治过程中，多选择气管切开帮助通气。

同时，气管切开不仅应用于高风险的气道梗阻患者的治疗中，对于治疗过程中并发的肺部感染、气道分泌物多、咳嗽无力以及肺功能不全等情况，也可以进行预防性气管切开。

2

第二部分

配合医护人员正确处理，门诊治疗要规律

◉ 创面处理

哪种烧伤可以在门诊换药治疗

日常生活中所涉及的大部分烧伤或者烫伤都可以在门诊进行换药治疗。建议烧伤后及时到有烧伤专科的医院进行就诊,不同程度、不同因素导致的烧伤,治疗的方法也有所不同。

烧伤后究竟是在门诊换药治疗,还是需要进一步住院治疗,应由专业的烧伤科医生来进行评估。评估内容主要包括烧伤深度、烧伤面积、烧伤因素及烧伤部位等。

一般情况下,Ⅰ度烧伤经简单处理后可居家观察;小面积Ⅱ度烧伤或者创面小于1%体表面积的Ⅲ度烧伤(如热水袋、暖宝贴等因素引起的烧伤)也可以在专业指导下门诊换药治疗。生活中一些不常见的烧伤,如化学试剂(如酸、碱)引起的烧伤和电烧伤等均可在门诊换药。

值得注意的是,一些烧伤面积在10%体表面积以上(儿童为5%体表面积以上)的患者,因体液丢失存在休克风险需要住院观察,病情平稳后可至门诊换药。大面积烧伤患者经住院治疗后,创面反复破溃或存在尚未愈合的残余创面可在门诊换药治疗。

烧伤创面包扎疗法的优点是什么

包扎疗法是指创面消毒后,内层覆盖药物或油纱布,外层应用多层纱布、棉垫或者敷料等将创面完全覆盖,均匀包扎固定,其优点如下。

其一,包扎后,敷料覆盖下的创面不会形成干痂,减少了生长因子等活性分子的破坏,可为伤口愈合提供连续的、接近生理状态的愈合环境，加速创面愈合。

其二，包扎的敷料可以有效隔绝细菌，预防外界细菌感染，有利于创面愈合。

其三，用于包扎创面的敷料可以有效引流创面渗出的组织液及分泌物，使创面保持相对干燥，维持创面愈合需要的微环境。

其四，创面包扎后隔绝了外界对创面的机械刺激，预防了创面的二次损伤，提高了舒适度。

烧伤后让创面“透透气”会不会愈合得更快

烧伤后无论是让创面一直暴露，还是白天包扎晚上打开敷料“透气”，均不利于伤口的愈合。

创面“透气”是指给创面消毒后使其干燥，表面形成一层保护性的干痂，减少或避免病原菌在创面上大量繁殖。但是在形成干痂的过程中，创面完全暴露并且多有组织液流出，患者常会感到疼痛不适。

由于痂皮不利于引流，所以深度创面坏死组织、组织液及分泌物极易形成痂下积脓，造成反复破溃、感染，使创面延迟愈合或迁延不愈。

暴露或者半暴露的方法只适用于头面部或会阴部不易包扎且血运较好的部位。

创面在愈合过程中也需要一定的温度和湿度。创面覆盖敷料后阻止了组织液的持续蒸发，营造了一个温热的微环境，大量的渗液被敷料吸附引流，使创面保持相对的清洁与干爽，之前泡在组织液的细胞慢慢恢复活力，表皮细胞也逐渐开始再生与爬行。这种情况下，创面愈合的时间相对更短，愈合的质量也相对更好。

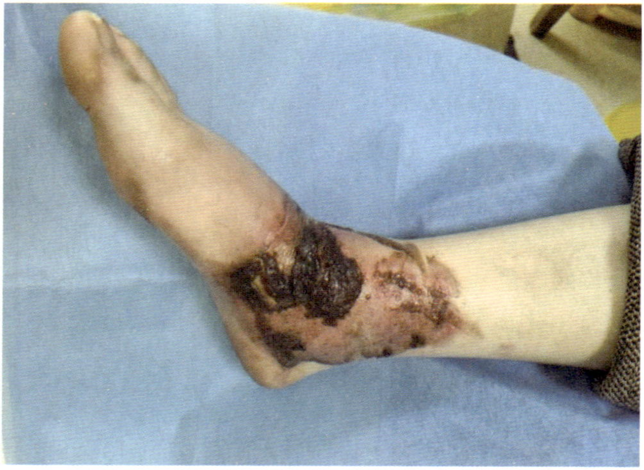

创面痂皮覆盖

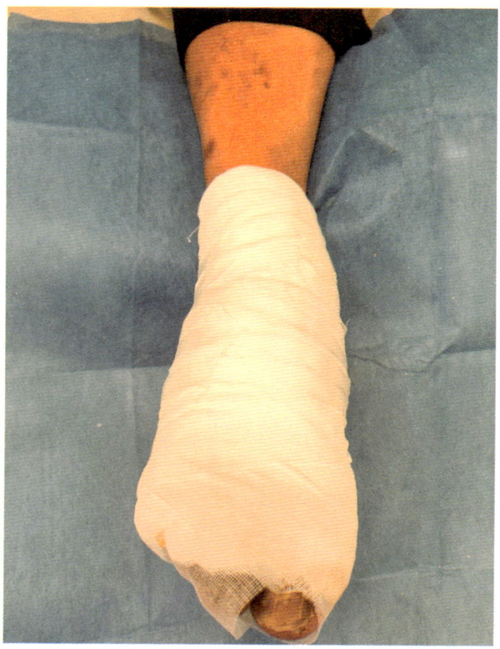

纱布卷覆盖创面

烧伤创面可以使用哪些药物

烧伤创面的处理原则是引流、抗感染、促进愈合及保护创面。

为了更好地预防和控制创面感染，减轻创面疼痛，提高创面愈合的速度及质量，创面局部用药必须具有如下特点：局部抗菌谱广，不易耐药；局部刺激性小，无恶心、呕吐等不良反应；不粘创面，减轻创面疼痛和促进伤口愈合；药物易于代谢；价格合理，操作便捷等。

目前，临床上用药主要包括磺胺嘧啶银霜、莫匹罗星软膏、多黏菌素软膏、含生长因子的凝胶或水剂以及去腐生新的中成药膏等。

新型敷料都有哪些

传统的敷料如纱布、棉垫，换药时容易粘连伤口，往往给患者造成二次损伤，带来痛苦，且传统敷料吸收组织液的能力有限，通常需经常换药以保持敷料的干洁。近年来，临床上广泛应用的一些新型创面敷料，如合成敷料、生物敷料等，除了能够促进创面愈合以外，还能减少换药次数。医生可以根据患者创面情况，恰当地选择和使用敷料。

1. 合成敷料　主要是高分子材料聚合而成，部分合成敷料具有自黏性，部分还需要透明薄膜固定。由于敷料添加不同的辅助材料，所以对创面的治疗效果也有不同。例如，含银敷料，可抗感染，在促进伤口愈合的同时起到了杀菌作用。亲水性纤维敷料吸收创面组织液的能力更强。

2. 生物敷料　生物敷料指的是异体皮（人皮）、异种皮（猪皮、鱼皮）或者是异种结缔组织（心包膜等），是良好的活性生物敷料，可以缓解疼痛，暂时恢复受损伤的皮肤屏障功能，有助于预防感染和促进创面愈合。

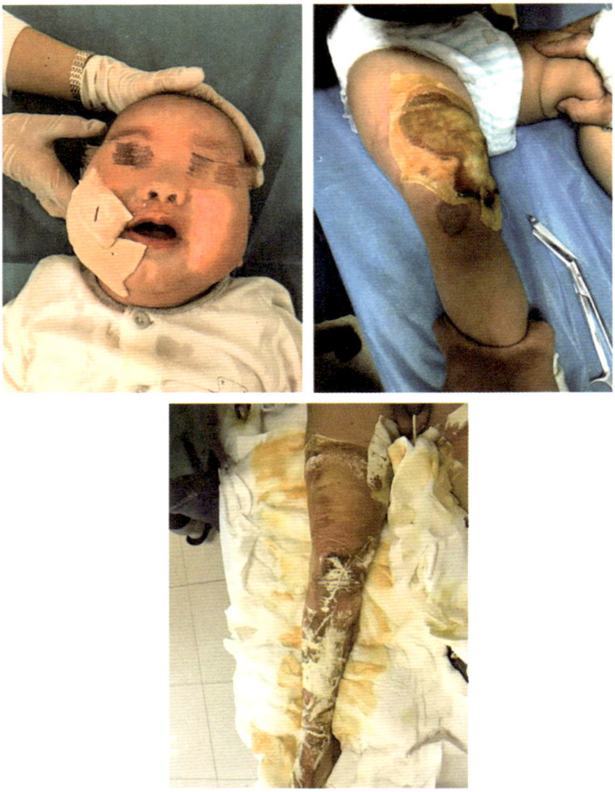

生物敷料(转基因猪皮)覆盖创面

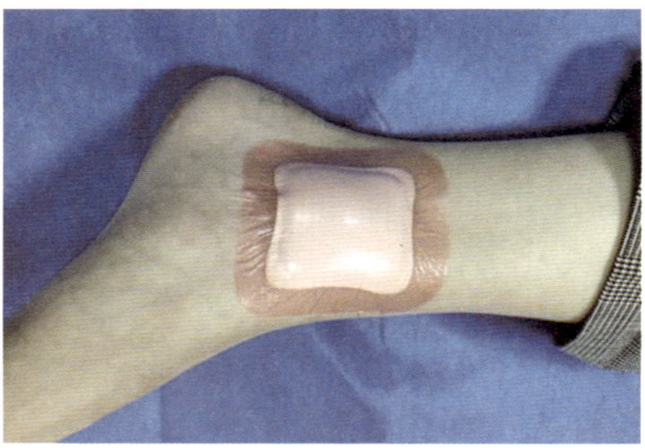

黏性敷料

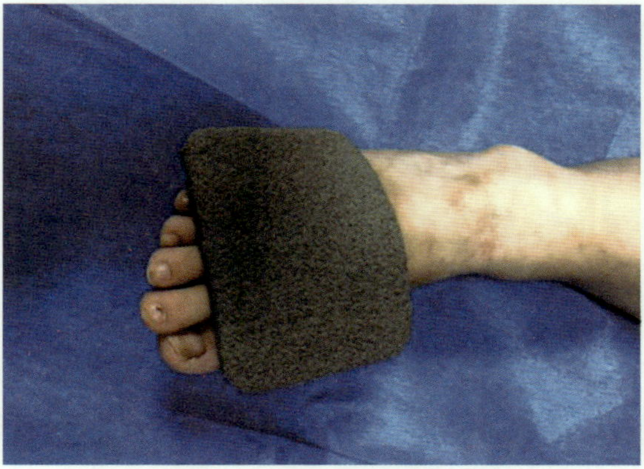

含银敷料

烧伤创面每次换药应间隔多久

烧伤换药贯穿于烧伤治疗的全过程，烧伤换药的目的是在创面愈合前创造有利于创面愈合的微环境，包括控制微生物、清除坏死组织、促进伤口中肉芽组织的形成和胶原的积聚，以促进创面愈合。

在烧伤换药过程中，可以根据创面的深度及愈合情况选择不同的外用药物或敷料，定期换药可以使创面保持相对湿润，更好地观察创面的愈合情况，防止感染。如果出现创面疼痛加剧、组织渗出液增多、有异味、有脓性分泌物等现象应立即去医院进行换药。

一般情况下，换药频率应根据创面渗出的组织液多少来决定。

早期的烧伤创面渗出液较多，如果外层敷料使用纱布、棉垫，建议每天或隔天换药一次；如果外层使用吸收性较好的新型敷料，可以 3 ～ 4 天换药一次；如选用生物敷料包扎，可以 7 ～ 10 天换药一次。应具体情况具体分析，在专业医生的指导下更改换药频率。

如何减轻烧伤的疼痛

目前，国内外将烧伤疼痛分为急性疼痛、背景性疼痛、操作性疼痛、继发性痛觉过敏、术后疼痛、其他疼痛（包括瘢痕瘙痒和刺痛）等。镇痛治疗主要分为非药物治疗和药物治疗两大类。

一、非药物治疗

1. 冷疗 伤后即可用流动水等直接冲洗烧伤创面，持续时间大约30分钟，可直接终止热力对组织的进一步损伤，减少5-羟色胺等物质的生成，降低暴露非神经末梢的痛觉灵敏度，对于烧伤急性疼痛有很好的镇痛效果。

2. 新型敷料的应用及换药技术的改进 换药时应动作轻柔，去除与创面接触的内敷料时，应完全浸润，避免生拉硬拽，或者选择不粘伤口的新型敷料，可以减轻创面背景性疼痛和操作性疼痛。

3. 其他 可通过听音乐、看电影、采用虚拟现实（VR）技术、按摩等方式转移注意力，来达到减轻疼痛的目的。

二、药物治疗

1. 阿片类药物（吗啡、芬太尼、哌替啶等）。

2. 非甾体抗炎药（布洛芬、对乙酰氨基酚、塞来昔布等）。

3. 其他药物[右美托咪定、一氧化二氮（俗称“笑气”）等]。

一般情况下，门诊治疗的烧伤患者可口服短效阿片类药物或者非甾体抗炎药，必要时可以肌内注射或者静脉给予镇痛药物来达到镇痛的目的。

换药时可以用麻醉药物吗

创面换药时的疼痛是很多患者担心的问题，我们称之为“烧伤操作性疼痛”。使用麻醉药物的确是一种减轻疼痛的方式，但是在门诊就诊的患者烧伤面积一般不大，再加上不断改进的创面敷料和消毒制剂减小了对创面的刺激，多数情况下患者换药时给患者带来的疼痛感尚在可接受的范围之内，因此无须使用麻醉药物。

此外，一些麻醉药物存在一定的成瘾性和较高的风险，使用人员需要具备一定的资质，设备和急救措施也需要达到一定的要求，因此从用药安全角度考虑，门诊换药时尽量不使用麻醉药物。

但是对于部分疼痛感较强的门诊患者，为了减轻不适感、提高依从性，可以适当使用局部麻醉药物，如利多卡因气雾剂或利多卡因凝胶等，但应注意不能过量使用。对于部分烧伤患者，为了缓解换药时的短时操作性疼痛，可以提前服用曲马多、塞来昔布等药物。

因此，换药时是否可以使用麻醉药物，需要视情况而定。

缓解换药疼痛的辅助手段

随着科学技术的进步和治疗理念的更新，各种舒适化的换药辅助手段也逐渐涌现，给患者带来福音，例如各种新型敷料的使用、一氧化二氮（俗称“笑气”）混合氧气吸入、音乐疗法，以及虚拟现实技术的应用等。

在创面换药时，令患者吸入一氧化二氮混合氧气，可起到良好的镇痛和镇静效果。这种技术较为成熟，且起效快，约半分钟即可产生镇痛作用，停吸数分钟后作用消失，毒性和不良反应少而轻，是缓解烧伤换药疼痛和焦虑的有效方式。但是需要严格把握其适应证和禁忌证。有大约 5% 的人对笑气耐受，导致镇痛、镇静效果欠佳。需要注意的是，操作人员必须具有相关资质。

近年来，音乐疗法作为一种新型辅助疗法在医学领域应用广泛。在创面换药前后或换药过程中播放适当的音乐可以通过影响体内激素的分泌在一定程度上帮助患者减轻疼痛及焦虑。音乐还可以减少交感神经系统活动，减轻应激反应，从而缓解患者的焦虑、恐惧等不良情绪。

虚拟现实技术是一种非药物性的疼痛管理手段,在患者疼痛管理方面具有一定的应用前景。在换药时,患者可佩戴 VR 眼镜或头戴式显示器,使自身沉浸在视频和游戏构成的虚拟环境中,通过视觉、听觉等多感官刺激,最大限度地分散注意力,在一定程度上减轻疼痛,减少对镇痛药物的需求量。

创面多长时间可以愈合

“创面多久能够愈合”是门诊烧伤患者重点关心的问题之一,但是医生往往很难给患者一个确切的答案,因为创面愈合的时间是一个典型的因人而异的问题,与多种因素有关,其中最主要的因素就是创面的深度。

皮肤的结构大致可以分为三层:最外面的表皮层、中间的真皮层,以及最深部的皮下组织。根据伤及皮肤的层次不同,烧伤创面可以分为不同的深度,相应的创面愈合时间也有所不同。如果只伤到了表皮层,就是Ⅰ度烧伤,一般在 1 周以内就可愈合。如果伤到了真皮层,就是Ⅱ度烧伤,Ⅱ度烧伤又可以进行细分,如果只伤及真皮浅层,则称为浅Ⅱ度烧伤,一般 1 ～ 2 周愈合,如果伤及了真皮深层,则称为深Ⅱ度烧伤,通常需要 3 ～ 4 周才能愈合。如果伤到了皮下组织,就是Ⅲ度烧伤,通常需要手术治疗,否则要数月才能愈合,甚至长期难愈。

影响创面愈合的另一个因素为患者是否接受了及时正确的创面治疗。正确的治疗可以为创面愈合提供良好的环境,加速其愈合,而错误的治疗(如乱用外用药物等)可能造成创周湿疹、创面感染,甚至创面进一步加深,导致创面延期愈合或不愈合。因此,患者和医生之间应该进行良好的配合,以尽可能缩短创面愈合的时间。

除了创面深度和正确治疗以外,影响创面愈合时间的因素还有很多,如年龄、营养状况、基础疾病等。

药物治疗

烧伤后需要输液吗

输液的目的是将药物通过血运途径直接注入患者体内以起到治疗作用。但是输液本身是一种有创的治疗方式，虽然见效快但也存在一定的风险，非必要情况下尽量不使用。多数在门诊治疗的患者烧伤创面较小或深度较浅，通过正规的创面处理，发生休克和感染的风险相对较低，因此门诊烧伤患者的治疗以局部用药、换药为主，无须输液治疗。

那么，什么情况下需要进行输液治疗呢？

主要有两种情况：第一种情况是患者烧伤面积较大，在早期可能存在休克风险，单纯依靠口服方式无法满足补液需求，这时就需要进行输液治疗，以快速补充液体，防止休克的发生发展。第二种情况是患者存在明显的局部或全身感染症状，如局部红肿、全身发热，以及感染指标异常等情况，这时单纯依靠口服抗感染药物难以控制，也需要进行输液治疗。

烧伤后需要吃“消炎药”吗

很多人认为“消炎药”就是抗生素，这是一种片面的看法。

抗生素能够抑制或杀灭细菌，对于细菌感染引起的炎症反应的确可以起到消炎的作用，从这个角度来看，它是一种“消炎药”。但是严格来讲，“消炎药”主要是指抗炎药，如对乙酰氨基酚、布洛芬，以及糖皮质激素等，它们能够抑制机体的炎症反应，从而起到真正的“消炎”作用。另外，感染可以引起炎症，但是炎症并不等同于感染。事实上，烧伤早期的发热，多数情况下是自身的一种应激反应，属于非感染性的炎症反应。既然这时的炎症不是感染造成的,那么用抗生素来“消炎”就不合适了。

那么,什么情况下才需要吃“消炎药”呢?

如果体温持续较高(如持续高于 38.5℃),可以适当使用一些退热药物,也就是上述所说的对乙酰氨基酚等“抗炎药”,起到缓解症状的目的。当然,如果经过医生诊断确认炎症反应是由感染造成的,这时候是可以使用抗生素来进行“消炎”的。

但是还需要提醒大家,抗生素不能滥用,否则非但起不到治疗的作用,还会增加患者本身的负担和微生物的耐药性,最终受害的还是患者本身。

症状处理

创面瘙痒该怎么办

对于“烧伤后创面为什么会瘙痒”这个问题,目前还不能完全解释清楚,可能是皮肤源性因素和神经病源性因素两方面共同造成的。

所谓“皮肤源性瘙痒”,顾名思义就是皮肤的炎症和损伤等刺激引起的瘙痒,而“神经病源性瘙痒”则是神经系统损伤诱发的瘙痒。在创面愈合过程中,创面局部会有炎症反应和大量免疫细胞浸润,组胺等炎性介质释放增加,组胺可以通过受体直接激活神经末梢诱发瘙痒。但单纯使用抗组胺药物治疗烧伤后的瘙痒往往效果不佳,因此对于烧伤后创面瘙痒的治疗也没有统一的方案。一般采用局部药物、口服药物或者物理疗法来减轻瘙痒症状。

对于患者而言,创面的轻微瘙痒是创面愈合过程中的一种常见现象,不要有太大的心理压力。同时应尽量避免抓挠创面,以免创面进一步破溃,甚至造成感染。如果瘙痒不严重,可不予特殊处理，待其自然消退。如果瘙痒难忍或长期未消退，应及时向专业医师咨询，采取必要的干预措施。

创面上起疹子了该怎么办

所谓创周湿疹是烧伤患者在创面周围会出现一些红色疹子或粟粒样小水疱，伴随组织液渗出增多及瘙痒。创面在愈合过程中会脱落一些坏死组织，释放一些炎症介质，创周皮肤长期受这些物质刺激而引发了超敏反应，导致创周湿疹的发生。采取以下措施可改善症状。

1. 保持创周皮肤清洁和干燥　加强换药，缩短换药间隔时间，及时清理创面分泌物，使用相应的敷料包扎。

2. 采用局部药物治疗　在医生的专业指导下局部使用治疗湿疹的药物，可减轻局部炎症，缓解瘙痒症状。

3. 适当饮食调理　生冷、辛辣等刺激性食物会引起创面渗出增加，因此应以清淡饮食为主，多吃富含维生素和矿物质的食物，如新鲜蔬菜、水果等。

总之，创面起了疹子并不可怕，综合运用以上方法能够帮助缓解湿疹症状，促进创面愈合。此外，患者需要定期复诊，以便及时调整治疗方案。

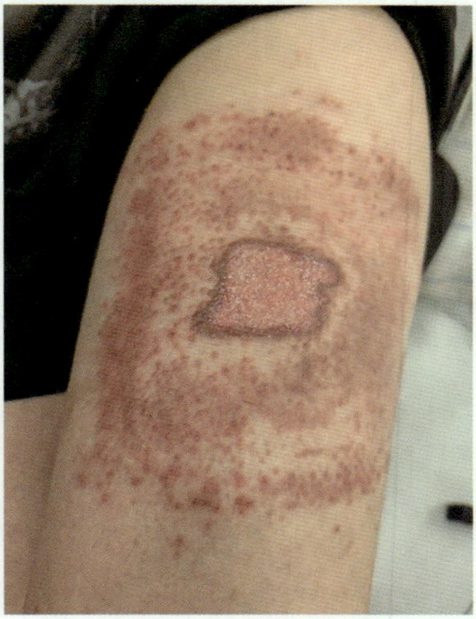

创面上出现疹子

◉ 生活建议

烧伤后可以吃酱油吗

吃了酱油，长好的地方会变黑吗？爱美之心，人皆有之，相信很多患者心中都有此疑问。

创面变黑是由色素沉着引起的。烧伤后产生色素沉着的原因主要有炎症反应、血管扩张、色素细胞激活、化学反应（局部氧化等）。以上因素最终导致黑素细胞富集，产生色素沉着。需要注意的是，每个人的烧伤愈合过程和色素沉着情况可能有所不同。如果色素沉着严重影响外观，建议及时就医寻求专业治疗。

酱油作为生活中常见的调味品之一，主要由大豆、小麦、盐等经过发酵菌发酵制成，并不能加剧创面色素沉着的发生。烧伤后的饮食需要慎重选择，但适量摄入酱油是可以的。

在烧伤初期，尽量减少摄入高盐分的酱油，以免影响伤口康复。当伤口开始愈合且没有感染时，患者可以适量地摄入酱油，享受其特有的风味和对人体有益的营养成分。

居家饮食有哪些注意事项

烧伤患者居家饮食需要特别关注营养均衡、易消化和易吸收。以下是一些居家饮食的注意事项和建议。

1. 增加蛋白质摄入　蛋白质是烧伤患者康复过程中重要的营养素之一。患者应该摄入足够的蛋白质来促进伤口愈合和肌肉恢复。优质蛋白质的来源包括鱼类、家禽、牛奶、豆类和坚果等。

2. 摄入多种维生素和矿物质　烧伤患者需要多种维生素和矿物质来支持免疫系统功能和促进伤口愈合。建议摄入丰富的水果、蔬菜、全谷类和奶制品。

3. 避免辛辣和刺激性食物　辛辣和刺激性食物，可能引起胃肠不适和消化问题。在康复期间，建议避免或限制这些食物的摄入。

4. 控制食物温度　烧伤患者尽量避免食用过热的食物，从而避免自身体温升高引起创面渗出增加或瘢痕充血导致瘙痒。

5. 摄入充足的水分　保证适当的水分摄入可平衡创面的水分丢失，对于烧伤患者的康复至关重要。建议每天摄入充足水分，如水果和汤类等。

合理的蛋白质、维生素和矿物质摄入，避免食用辛辣和刺激性食物，注意食物温度，充足的水分摄入都是值得注意的事项。也可咨询专业医生或营养师，适当调整饮食习惯或增加相应辅食以确保满足烧伤患者的个体需求。

烧伤后有什么忌口吗

烧伤患者如患有糖尿病等基础疾病，则应严格遵守相应疾病的饮食习惯。烧伤后患者忌口的目的主要是减少并发症的发生。根据个体差异可减少或限制辛辣刺激食物、煎炸油腻食物、生冷食物和易致敏食物等的摄入。也可根据自身情况，适当戒烟戒酒。

为什么医生建议抬高患肢、减少活动

肢体烧伤是一种严重的外伤，康复期间的护理和治疗非常重要。抬高患肢、减少活动有利于帮助康复和促进伤口愈合，具体包括以下几个方面。

1. 促进血液循环　肢体烧伤后，伤口周围的血管可能受到损伤，血液循环受到影响。医生建议将患肢抬高，以帮助血液回流至心脏，减轻肢体淤血和水肿，促进伤口周围的血液循环。

2. 减少水肿　烧伤患者在康复期间常常出现水肿，尤其是在受伤的肢体周围。抬高患肢有助于减少组织液和淋巴液的积聚,减轻水肿的程度。

3. 减少疼痛 烧伤后,受伤的肢体可能会出现剧烈疼痛。将患肢抬高可以减少压力和张力,从而减轻疼痛的感觉。

4. 保护伤口 减少活动可以减轻对受伤区域的压力和刺激,有助于保护伤口,降低伤口再受损伤的风险。此外,减少活动还可以帮助伤口更好地愈合,减少瘢痕形成和肌肉收缩的风险。

5. 促进伤口愈合 抬高患肢可以提供充足的血液和氧气供应,加速新生血管的形成,提供营养,促进伤口的愈合和组织修复。

6. 避免并发症 烧伤患者在康复期间容易出现并发症,如血栓形成和感染。抬高患肢有助于减少这些并发症的发生,保护患肢免受进一步的伤害。

医生建议,肢体烧伤患者应抬高患肢并减少活动,旨在为患者提供最佳的康复环境,减轻症状,促进伤口愈合,并减少康复过程中的并发症。重要的是,患者在康复期间应遵循医生的指导并定期复诊,以确保康复的顺利进行。

抬高患肢应该怎么做

抬高患肢是康复期间的重要护理措施之一,主要应注意以下几个方面。

1. 找到合适的高度 抬高患肢时,应找到一个合适的高度,使患肢高于心脏。一般来说,将患肢抬高到心脏水平以上20～30厘米即可。可以使用垫子、枕头或抬高器具来达到适当的高度,确保患肢舒适而稳定。

2. 确保舒适支撑 患者保持舒适的体位,让患肢应该得到良好的支撑。可使用柔软的垫子或枕头来支撑患肢,并确保肢体处于稳定状态。避免过度压迫或过度张力,以免给患者带来不适或进一步损伤。

3. 坚持抬高时间 抬高患肢的时间因个体情况而异，一般建议每天抬高数小时，可以根据医生或护理师的建议进行调整。在抬高期间，患者可以进行适当的活动，如翻身、进行床上锻炼或进行关节活动，以避免长时间保持不动带来的不适。

4. 定期更换体位 长时间保持同一姿势可能导致压疮和不适感。因此，在抬高患肢的同时，应定期更换体位，帮助分散压力和减轻不适。

5. 高温和低温注意 肢体烧伤患者对温度敏感，应避免把患肢暴露在过热或过冷的环境中，以免影响伤口愈合和患者的舒适度。确保环境温度适宜，避免使用过热的热敷或过冷的冰袋。

6. 定期咨询医生 抬高患肢是肢体烧伤患者的重要护理措施之一，但抬高的具体方法和持续时间可能因个体情况而异。因此，烧伤患者应定期咨询医生或护理师，以确保正确的抬高方法和抬高时间。

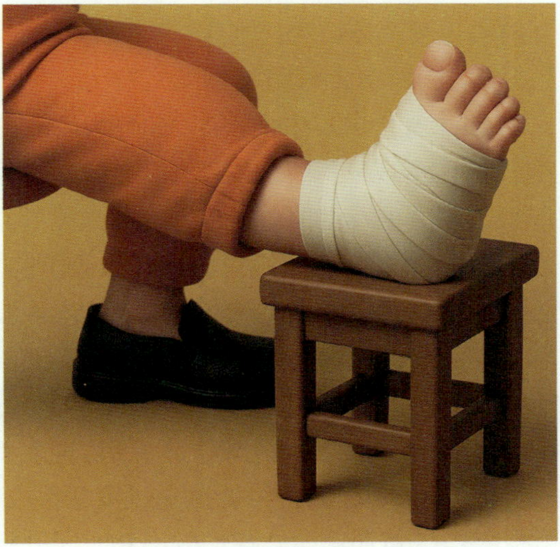

坐位抬高患肢

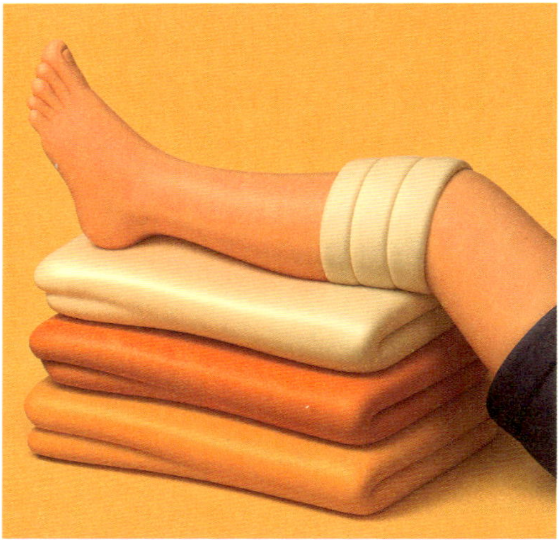

平卧位抬高患肢

什么时候创面可以碰水

一般情况下,创面在完全愈合之前都不建议沾水或清洗。

那么,何时可以清洗创面呢?

深Ⅱ度或Ⅲ度创面愈合时间较长,通常在1个月以上,甚至长达3个月,在创面愈合过程中肉芽组织增生,逐渐脱落的坏死组织,新生上皮代谢形成皮屑,周围皮肤的皮脂分泌等形成的残留物,易引起细菌的滋生及定植。简单的换药只能清除创面表面的分泌物及细菌,定植在肉芽组织内的细菌很难清除。此时,用流动水清洗创面及周围皮肤可以有效减少创周皮肤及创面肉芽组织中定植的细菌,此过程称为水疗。

水疗有以下注意事项:①使用清洁的流动水进行清洗,避免水温过高引起组织充血。尽量使用常温水,如清洗面积过大适当使用温水避免体温丢失;②轻轻冲洗,避免过度摩擦或刺激创面;③适当使用沐浴露;④按照医生建议的频率和时间进行水疗。

3

第三部分

特殊伤情早诊早治，住院治疗不耽误

手术治疗

哪种伤情需要住院治疗

需要住院治疗的情况主要包括以下几种。

如果患者的烧伤面积较大,或者烧伤程度较深,达到了深Ⅱ度或Ⅲ度烧伤,则需要住院治疗。住院治疗可以提供更好的医疗护理和监测,同时也有利于患者的康复。

1. 特殊部位烧伤 如果患者被烧伤的部位是手、足、脸、生殖器等特殊部位,也需要住院治疗。这些部位的烧伤容易引起感染和功能障碍,需要更加细致地治疗和护理。

2. 合并其他疾病 如果患者同时患有其他疾病,如糖尿病、心脏病等,也需要住院治疗。这些疾病可能会影响烧伤的愈合和恢复,患者需要更加全面的医疗护理和监测。

3. 需要特殊治疗 如果患者需要特殊治疗,如手术治疗、皮肤移植等,也需要住院治疗。住院治疗可以提供更好的手术条件和术后护理,同时也有利于患者的康复。

住院治疗是换药还是手术

根据伤情不同,住院治疗既可以换药,也可以手术。有时候,创面深度也会随着时间的推移发生变化,医生会先换药观察一段时间,再决定是否需要手术治疗。

住院治疗的具体方法需要根据患者的烧伤程度、部位、并发症等情况综合考虑。

一般来说,对于轻度烧伤,如浅Ⅱ度或更浅的烧伤,可以采取局部换药的方法进行治疗。换药时需要用消毒液清洗伤口,然后涂抹药膏或抗菌药物,再用无菌纱布包扎。

对于深Ⅱ度、Ⅲ度或更深的烧伤，需要进行手术处理。手术方法包括削痂术、切痂术、植皮术等，应根据患者的具体情况选择不同的手术方法。患者手术后也需要进行换药处理，但需要在医生的指导下进行。

此外，住院治疗还需要根据病情进行对症治疗，如补液、抗休克、抗感染等。同时，医生也会根据患者的具体情况制订个性化的治疗方案，以达到最佳的治疗效果。

为什么需要对创面进行手术

对创面进行手术的主要目的是修复受损的组织和促进愈合。手术可以清除坏死组织和异物，降低感染风险，为伤口的愈合创造有利条件。在烧伤等严重创伤的情况下，手术更是必要的治疗手段。对于深度烧伤，如深Ⅱ度或Ⅲ度烧伤，如果烧伤面积达到体表面积的 1% 以上，自身难以愈合，往往需要通过手术达到创面愈合的目的。手术的主要作用是通过清创将烧伤创面的坏死组织彻底清除干净，为下一步的治疗打下基础。

此外，手术可以对伤口进行修复和重建，恢复其功能和外观。对于严重的伤口或久治不愈的慢性伤口，手术也是一种有效的治疗手段。

总之，对创面进行手术是为了促进愈合、恢复功能和减轻痛苦。具体的手术方式和时机需要根据患者的具体情况由医生来确定。

手术一般分为两类：一类是清创术，目的是去除创面上的坏死组织，如果这些坏死组织不被去除，几天后就会腐烂，进而引起局部或者全身的感染。另一类是修复术，有些伤口太大或者太深，靠患者自己慢慢愈合的话，时间久，感染风险大，且后期瘢痕严重。这时，就需要外科医生用手术的方法帮助患者修复闭合创面。

哪些创面需要手术治疗

深Ⅱ度烧伤创面，或Ⅲ度与深Ⅱ度烧伤创面的混合创面通常需要手术治疗。

面积大于 $4cm^2$ 或横径大于 1.5cm 的Ⅲ度烧伤创面，很难靠创面周围的健康上皮细胞生长、爬行进行愈合，都需要进行植皮手术治疗，使创面愈合。关节部位和手部稍大一些的深度创面，也需要早期进行切痂、植皮手术治疗，避免瘢痕愈合后影响关节功能。

深度烧伤创面早期切削痂后进行植皮手术，覆盖创面，可减少创面感染，减少败血症的发生，提高治愈率，缩短疗程，减少瘢痕，减少残疾。

需要进行手术治疗的创面主要包括以下几种情况。

1. 面积较大的深Ⅱ度或者Ⅲ度创面，不手术可能会危及患者生命。

2. 深部组织严重毁损，有血管、神经、肌腱或骨骼暴露的伤口。

3. 深度创面，估计换药时间很长（如超过 1 个月或更久），长期换药过程对患者来说非常痛苦，且后续形成比较严重的瘢痕会给康复治疗带来困难。

4. 伤口内有异物或坏死组织，需要通过手术进行清除。

5. 存在伤口开裂、撕裂等情况，需要进行清创手术。

具体的手术时机和方式还需要根据患者的具体情况由医生来确定。总之，对于需要手术的创面，应尽快遵循医生的建议进行治疗。

手术有哪些类型

手术类型主要有清创术、植皮术和皮瓣手术。根据创面情况、患者全身状况适时进行，可有效去除坏死组织，尽早封闭创面，显著缩短疗程。

一、清创术

清创术是一种对开放性伤口进行处理的手术，旨在清除伤口内的污垢、细菌、坏死组织等，促进伤口的愈合。很多人觉得清创的“清”是清除的意思，这种理解并不准确。清创的“清”，更多的是“清洗”的意思。清创术并不是简单地把看到的痂皮等脏东西切除下来，而是要尽可能地把伤口清洗干净。清创术的核心是尽可能地减少创面的细菌含量，进而避免感染的发生。

清创术的步骤包括：①清洁伤口：使用生理盐水、双氧水或碘伏等消毒剂对伤口进行清洗，祛除污物和细菌；②探查伤口：检查伤口的深度、范围和污染程度，确定需要清创的范围和手术方案；③去除坏死组织：使用刀片、剪刀或刮匙等工具，去除伤口内的坏死组织和失去活力的组织，使新鲜组织暴露出来；④止血和引流：止血是清创术的重要步骤，可以采用压迫止血或缝合止血的方法，同时，引流也是必要的，可以防止血肿和脓肿的形成；⑤缝合伤口：根据伤口的情况选择适当的缝合方式，如间断缝合或连续缝合；⑥包扎和固定：缝合完成后，对伤口进行适当的包扎和固定，以保护伤口和减轻疼痛。

需要注意的是，清创术是一种有创手术，需要在严格的无菌条件下进行，以避免感染。同时，清创术也需要根据不同的情况选择不同的手术方案和操作方法，如对于大面积的烧伤需要进行更细致的处理和护理。

二、植皮术

植皮术是指取下一部分健康皮肤（供区），然后将其覆盖在创伤或烧伤区域（受区），这个过程需要确保供区的皮肤能够在受区得到新的血液供应，以使其存活。

植皮术主要适用于各种原因引起的皮肤缺损，如烧伤、烫伤、瘢痕等。对于大面积的皮肤缺损，如大面积的瘢痕组织或局部文身不易清洗掉的情况，植皮术是一个有效的选择。

植皮术的优点是可以促进新皮肤细胞的生长和修复,减少瘢痕的形成,改善皮肤的功能和外观。但是,植皮术也存在一些缺点,如供区的瘢痕形成、手术风险较大和需要更细致的术后护理等。

在进行植皮术前,医生会进行详细的评估和制订计划,确保手术的安全和有效性。在手术后,患者需要遵循医生的建议,定期复查,注意术后的护理和保养,以保证手术效果和减少并发症的发生。

创面基底达到植皮条件时,应尽早手术封闭创面。植皮术后联合应用负压创面治疗,适当的负压作用能够使游离皮片与创面更加均匀地、紧密地接触,提高皮片成活率。同时减少换药的次数,在一定程度上减轻患者的痛苦,缩短住院时间。

网状植皮是植皮术的一种,下图是网状植皮所需要用的器械和手术步骤。

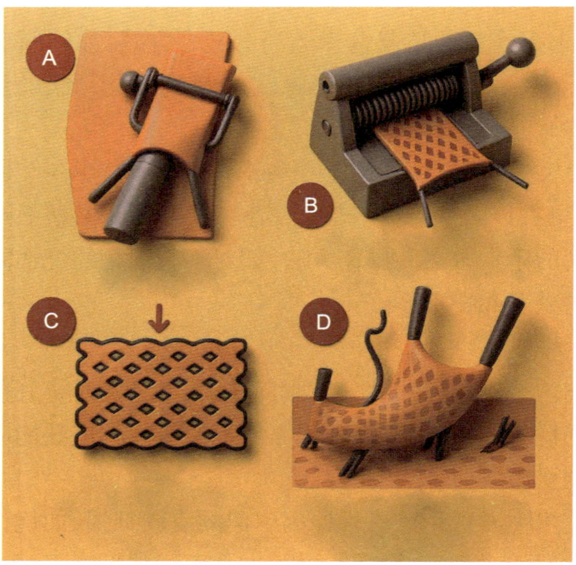

网状植皮所需器械和手术步骤

三、皮瓣手术

皮瓣是一种包含皮肤及其附着的皮下组织和血管（有时还包括肌肉、肌腱、骨等其他组织）的复合组织瓣，常用于修复身体各部位的组织缺损、创面覆盖、功能重建和外观修复等，是常用的移植材料。如需要修复皮瓣，则应在术前对术区血管进行详细检查评估后，制订手术方案，还要注意供瓣区的血运良好与否决定取舍。

手术方式包括局部皮瓣、带蒂或游离皮瓣、肌皮瓣、小腿皮神经营养皮瓣修复术等。对于较深或在负重区的创面，应根据创面的位置和面积大小合理地利用局部皮瓣来修复，尽量减少逆行皮瓣的设计，以降低皮瓣坏死的发生率。

手术治疗时，取皮会不会产生新的瘢痕

在进行烧伤治疗时，取皮是为了覆盖创面，促进伤口愈合。通常情况下，取皮手术会在身体的其他部位进行，然后覆盖在烧伤部位。

那么，这样是否会产生新的瘢痕呢？

答案是会的。

瘢痕的严重程度是由创面的深度，也就是取皮的厚度决定的。取的皮越厚，将来取皮区或者叫供皮区的瘢痕也会越重。但好在取皮的损伤是一种非感染性的损伤，深度均一且治疗规范，一般也都会选择皮肤比较厚的部位进行操作。所以，后期的瘢痕增生程度不会太重，如果配合规范的抗瘢痕治疗，效果会更加理想。

因此，在进行取皮手术时，医生会选择合适的手术方法和护理措施，以减少瘢痕形成的风险。同时，术后护理也非常重要，患者需要遵循医生的建议，按时换药，保持伤口清洁干燥，以促进愈合，减少瘢痕形成的机会。

植皮术怎么做

植皮术是一种针对皮肤创面进行的修复手术,通常会在自身健康皮肤处取下一部分皮肤,用来覆盖烧伤、创伤、切除瘢痕或肿瘤所遗留的创面区域。

手术后,伤口周边会有缝合的印记,成活的皮肤会有一定面积的收缩和颜色加深,取皮的部位会留有瘢痕。如果选择邻近相似的皮肤移植,加上良好的缝合技术,较高的植皮成活率,外观效果比较之前的瘢痕要好很多。

一、植皮术的类型

根据取皮方式,植皮术可以分为以下类型。

1. 徒手取皮、植皮 切取与受区创面相应大小的带皮下脂肪的皮肤,修剪成刃厚、中厚或全厚皮片移植到创面。

2. 器械取皮、植皮 用取皮刀切取与受区创面相应大小的刃厚、中厚或全厚皮片,移植到创面。

根据植皮的形状,植皮术可以分为点状植皮、颗粒植皮、邮票植皮、整张植皮和网状植皮等。根据移植皮肤的厚度,植皮术可以分为刃厚植皮、中厚(断层)植皮、全厚植皮和带真皮下血管网的植皮。

二、植皮手术主要步骤

1. 受区准备 包括创面范围测量、止血等。

2. 取皮 徒手或用取皮刀切取与受区创面相应大小的皮片。

3. 修皮 修剪成合适厚度、大小及模式的皮片。

4. 止血 将植皮创面出血点反复进行充分止血,生理盐水冲洗创面止血。

5. 植皮 将皮片缝合固定于创面上。

6. 包扎 用油纱、纱布、纱线打包加压固定。

烧伤创面有哪些治疗方案

浅Ⅱ度烧伤以及断层皮供区创面应采用长期（至少1周）的封闭包扎疗法。保湿和保温敷料是首选，最好同时做到保温和保湿，若条件有限，至少要做到保湿。轻柔冲洗清创是烧伤创面清洁最重要的部分。根据创面情况和敷料的可获得性来决定敷料的种类（临时性或半永久性）和更换敷料的频率。

水疱的处理仍以临床经验为主，但需要考虑到新型敷料使用的一些优点。常规纱布换药也有一定好处，尤其对于大量渗出和存在感染的创面。不管是用自来水、生理盐水，还是消毒液，冲洗时需要有一定压力。

手术方案由烧伤部位、烧伤深度、患者的一般身体状况及治疗的资源决定。早期切除坏死组织和尽早封闭创面是关键措施。对于中小面积（$<$ 20%体表面积）的深度烧伤可采取早期手术治疗，以改善预后。削痂是烧伤创面处理的标准方法。筋膜切除术（切痂术）可用于深度烧伤和高压电烧伤。

在对烧伤创面进行削痂和皮片移植时，可完全或部分应用下述方法，避免过度失血。

1. 在烧伤创面和供皮区进行皮下浸润注射和/或局部注射肾上腺素溶液。
2. 手术中，四肢应用止血带。
3. 使用电刀行筋膜切除术（切痂术）。
4. 术中使用局部止血药物，如凝血酶和纤维蛋白原。
5. 通过提高环境温度及采用保暖措施预防体温过低。
6. 使用压力性敷料止血，并将肢体抬高。
7. 分期削痂。

对深度烧伤创面进行削痂或清创后，须使用自体皮肤或适当的覆盖物覆盖创面。

烧伤后怎样才能不留瘢痕

伤口越严重,愈合越慢,瘢痕越重。一般判断是否留瘢痕以2周内愈合为标准,超过2周还未愈合,留瘢痕的可能性就很大。

瘢痕增生的过程如下。

1. 愈合后的前6～9个月,瘢痕会不断变厚、变硬、充血、瘙痒。

2. 6～9个月之后会逐渐平整、颜色变淡,但一般来说,不能恢复到受伤前的状态。

3. 2年后瘢痕就定型了,除了手术以外,不再推荐使用任何治疗方法。

瘢痕增生的关键因素除了创面深度外,最重要的是感染。正确使用药物可以有效防止创面感染。伤口愈合前,预防瘢痕的措施主要是促进愈合和避免感染,不能涂抹抗瘢痕药膏。伤口愈合后可以采取以下措施。

1. 清洗、按摩及功能锻炼 ①清洗:因为瘢痕表面凹凸不平,容易藏污纳垢,滋生细菌;②按摩及功能锻炼:有利于将瘢痕拉松、拉平,关节部位更应该加强锻炼。

2. 应用硅酮类敷贴 是目前公认的有效抗瘢痕药物。

3. 应用硅酮类凝胶 成分和硅酮类敷贴一样,但是抗瘢痕效果稍逊于敷贴。

4. 佩戴弹力套 配合硅酮类敷贴使用可物理压迫,减轻瘢痕的充血及增生。

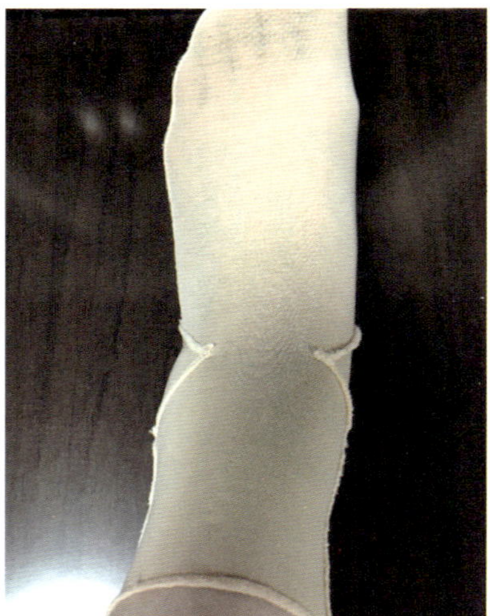

佩戴压力套

5. 应用非硅酮类药物　这类药物主要起到辅助作用，如减少色素沉着、缓解瘙痒、保湿等。适用于较轻的浅表性瘢痕，也可以和硅酮类敷贴配合使用，增加效果。

6. 手术治疗　对于超过2年的陈旧性瘢痕，建议进行手术治疗。较浅表的瘢痕可以通过激光治疗祛除瘙痒。激光对于挛缩性瘢痕有一定的松解作用。

7. 其他　照射浅层X线、皮下注射激素、口服抗瘢痕药物（积雪苷片），这些方法对于治疗瘢痕增生有一定的效果，但是开展此类业务的医院不多。

为什么植皮的地方也会长瘢痕

植皮的地方是否长瘢痕主要取决于植皮的厚度。

大部分情况下取皮取的不是全层皮肤，而是断层皮肤，也就是带有表皮的部分真皮。这种情况下，就会产生瘢痕增生。取的皮肤越厚，以后瘢痕增生的程度越轻。

那么，为什么不取全层皮肤进行移植呢？

因为厚的皮肤难以成活，且供皮区容易留疤。所以，手术医生会根据具体的伤情进行取舍，选择皮片的厚度和加工方式，尽可能平衡两处伤口的瘢痕增生程度。

还有一点也是不可能避免的，就是皮片和正常皮肤的缝合处，往往会有比较深的瘢痕。

导致或影响瘢痕形成的因素还包括以下几个方面。

1. 烧伤植皮后瘢痕增生期　烧伤植皮后形成了瘢痕，而且正处在瘢痕的增生期。出现这种现象主要与家族史、植皮后感染、烧伤程度深、摩擦刺激等有关。有瘢痕家族史的人，自身具有瘢痕体质，烧伤植皮后局部组织容易发生异常增生，形成瘢痕。

2. 烧伤创面植皮后不注意局部皮肤护理　不注意抗感染治疗，被化脓性细菌侵入创面，形成感染病灶，容易引起瘢痕。

3. 烧伤深度　烧伤深度达到深Ⅱ度及Ⅲ度时，植皮后容易引起瘢痕。

4. 摩擦刺激 烧伤植皮后的创面反复受摩擦刺激,导致组织细胞异常增生,形成瘢痕。

5. 植皮操作 植皮属于有创操作,边缘缝合线可能产生线状瘢痕。

因此,植皮术后应做好创面的护理工作,遵循医生的建议进行抗感染治疗和预防瘢痕形成。同时,注意定期回诊复查,以便及时发现和处理问题。

植皮术后哪些治疗可以预防瘢痕增生

植皮术后预防瘢痕增生的方式和创面愈合后预防瘢痕的方式差不多,主要包括压力治疗、外用药物、功能锻炼、光电治疗等。

一、压力治疗

压力治疗是指通过对瘢痕部位施加压力,预防或减轻瘢痕增生的治疗方法。这种方法通常使用弹性绷带、弹性压力衣、海绵、热塑料夹板等施压工具,以对瘢痕产生持续的压力作用。

在治疗过程中,需要根据瘢痕的面积、位置和患者的具体情况选择适当的压力疗法。同时,需要保持压力治疗的连续性,患者应每日尽量佩戴较长时间的施压工具,并持续数月。在治疗期间,还需要注意观察患者的皮肤状况,避免因过度的压力导致皮肤损伤或血液循环障碍。

二、外用药物

1. 硅酮类药物及敷贴 凝胶类药物适合使用在面部、会阴等不方便用敷贴的部位,以及口周、颈部、手指等活动较多的部位,或者是儿童等无法配合的患者。敷贴适合在容易固定的部位使用。

2. 非硅酮类药物 如含有尿囊素、积雪草及多磺酸黏多糖等成分的药物主要起到减少色素沉着、缓解瘙痒、保湿等作用,适用于较轻的浅表性瘢痕。

三、功能锻炼

功能锻炼是一个循序渐进的过程，能用来对抗瘢痕的挛缩。活动强度由小到大，由被动到主动。需要每天反复多次地锻炼，幅度尽可能大，最好利用自己的体重进行按压。

四、光电治疗

目前，主要的光电技术有强脉冲光、二氧化碳点阵激光两种。

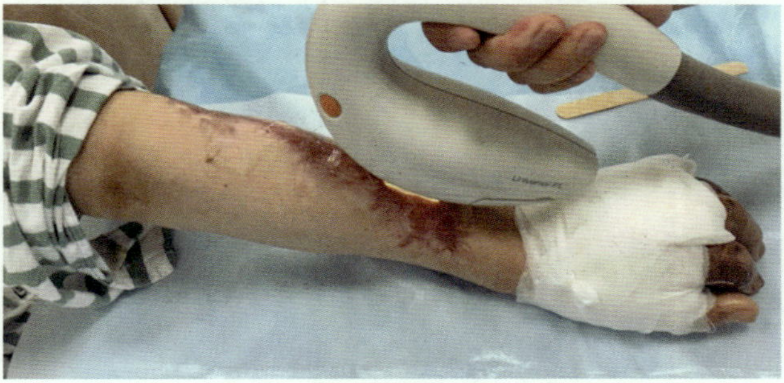

光电治疗

瘢痕是如何产生的

瘢痕是组织损伤修复的必然产物，身体受到任何形式的损伤，最终都是借助瘢痕组织得到修复的。

在创伤早期，创面周围会产生肉芽组织。肉芽组织起到填充缺损，包裹并取代异物和坏死组织，提供局部抗感染能力的作用。肉芽组织逐渐成熟便形成了瘢痕。

瘢痕可起到对抗组织拉力、保持组织器官完整性和坚固性的作用。从这些功能来看，瘢痕对机体修复是有利的。

然而，组织在修复过程中会受到一些因素的影响而使得瘢痕的生长不可控制，从而出现疼痛、瘙痒、容貌改变、影响功能等病理性瘢痕的问题，这些问题往往会导致患者心理受到影响，出现社交障碍等。

下图是瘢痕形成的机制，由愈合后的组织异常增生所导致。

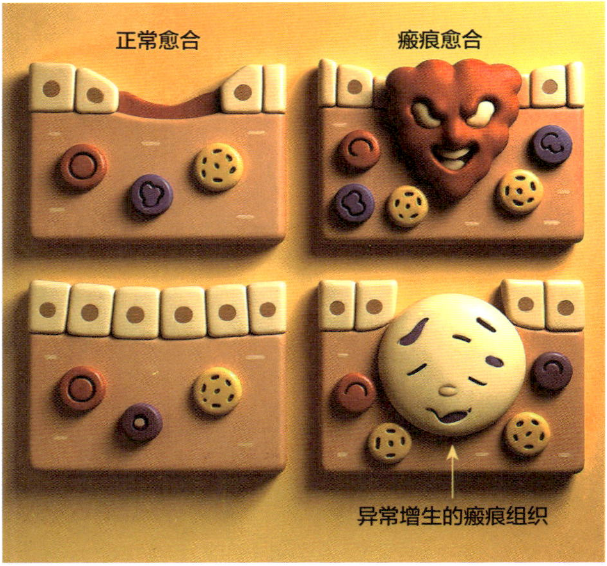

瘢痕增生机制

根据有无诱因及临床表现,瘢痕主要可以分为常规瘢痕、增生性瘢痕、瘢痕疙瘩、萎缩性瘢痕。

1. 常规瘢痕 各种创伤后,皮肤组织正常的修复表现,一般不引起功能障碍,随着时间的延长,可逐渐不明显。

2. 增生性瘢痕 也叫"肥厚性瘢痕",发生于皮肤外伤后,明显高于周围正常皮肤组织,但通常不超过皮肤创伤范围。

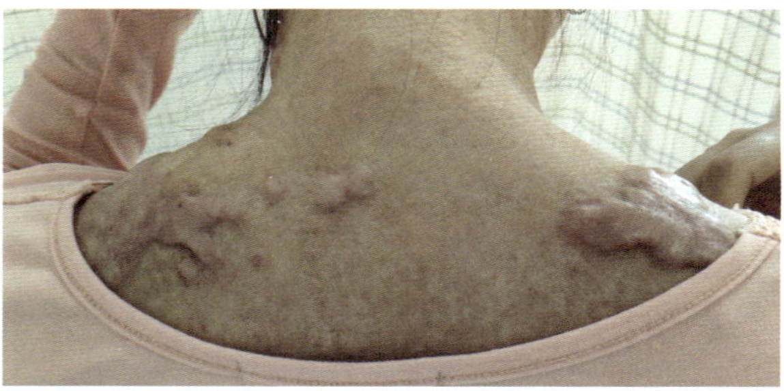

增生性瘢痕

3. 瘢痕疙瘩　明显高于周围正常皮肤组织，且病变范围通常超过原创伤范围。

4. 萎缩性瘢痕　通常创伤较深，表现为局部皮肤凹陷，可能与皮肤胶原纤维合成不足或挛缩相关。

瘢痕体质患者如何更好地预防瘢痕增生

一、什么是瘢痕体质

瘢痕体质是指身体任何部位的轻微创伤后都会发生明显的病理性瘢痕的体质。表现为瘢痕无限制增生，局部疼痛、红痒，瘢痕收缩影响外观和功能。

瘢痕体质患者在人群中比例极小，其表现为伤口愈合后，表面瘢痕持续增大，突出皮肤的表面，甚至高出皮肤 2 ～ 3mm，而且局部疼痛、红痒。这些瘢痕不仅影响美观，瘢痕收缩还会影响功能运动。

二、如何判断瘢痕体质

有些人认为，只要身上留下了明显的瘢痕，就是瘢痕体质。其实不一定。临床上真正是瘢痕体质的人只占极少数。目前，临床上还没有办法用特定的方法检测出一个人是不是瘢痕体质，只能通过医生对瘢痕的观察和了解来判断。专业医生通常从以下几个方面来考虑。

1. 详细询问病史　患者在以前手术切口的地方是否有瘢痕疙瘩形成；患者是否曾有因十分轻微的损伤（如蚊虫叮咬等）而形成瘢痕疙瘩的经历；患者是否属于过敏体质；家族中是否有瘢痕体质者，是否有瘢痕增生持续 1 年以上的病史。

2. 检查本次受伤形成的瘢痕　瘢痕是否形成得很早，1 个月左右就会明显高出周围皮肤，并且不断增大，超出原来皮肤损伤的范围；瘢痕是否有向正常皮肤侵犯的蟹足样生长表象。

3. 观察治疗效果　瘢痕治疗后有无复发；是否对治疗不敏感，出现治疗抵抗等。

如果确认是瘢痕体质者或者有这方面的倾向,就要及时干预,早期治疗,并且延长治疗期限,这样才能达到理想的效果。

三、瘢痕体质患者预防瘢痕增生的注意事项

1. 在日常生活中要尽量小心,避免一些外伤。如果不小心受伤,立即就医。

2. 平时注意清洁肌肤,保证肌肤表层洁净。清洁时要选择温和的洗浴产品。

3. 注意饮食,避免进食辛辣的食物,避免吸烟、饮酒。

4. 注意防晒,以免出现晒伤或日光性皮炎等,从而导致皮肤受损,留下瘢痕。

饮食建议

住院治疗期间什么能吃,什么不能吃

推荐食用高蛋白质以及富含维生素 C 的食物,它们可以促进胶原蛋白合成,加速伤口愈合的速度;还可以多食用坚果等富含微量元素的食物。同时,补充足够的水分也是必需的。

但是应该避免大量摄入高糖饮料及高糖食物,过高的血糖不仅不利于伤口愈合,还会增加感染的风险。

如果需要卧床,建议多吃蔬菜水果,其中含有膳食纤维,更有利于肠道蠕动,减少便秘的发生。

烧伤治疗期间可以吃鱼虾吗

可以。鱼虾富含蛋白质、矿物质,是很好的口服营养物质。但是很多人对鱼虾过敏,尤其是受伤后,免疫系统可能会亢进。

如果食用鱼虾后出现红疹或者其他不适,应该暂停食用。

鸽子汤、鲫鱼汤是否能够促进创面愈合

是的。鸽子汤中含有丰富的营养成分，如蛋白质、脂肪、碳水化合物、多种维生素和微量元素等，可补充机体营养，促进蛋白质的合成，有利于伤口的愈合。

鲫鱼汤也含有丰富的蛋白质、脂肪、氨基酸、微量元素和维生素等，有助于补充机体营养，增强机体免疫能力。但应注意适量食用，避免过量摄入热量和脂肪，影响消化和康复。

此外，汤类所含的蛋白质有限，更多的是水、电解质及维生素。胃肠道功能正常的患者，还是需要补充肉类、谷类食物来增加蛋白质及碳水化合物的摄入。

如何饮食可以帮助烧伤创面愈合

一、建议吃的食物

建议食用肉、蛋、鱼等高蛋白质食物，可以促进伤口更快愈合。对于老年人、儿童或者体质虚弱的患者，建议把食物煮得烂一些再吃，多喝用肉、蛋、鱼煮的汤，既有助于愈合，又容易消化。

二、不建议多吃的食物

1. 葱、姜、蒜、酒等辛辣、刺激性食物　这些食物对伤口的影响和酗酒相似，虽然程度要轻一些，但也不建议多吃。

2. 海鲜、牛奶等易引起过敏的食物　一旦出现过敏症状，正常皮肤及伤口都会充血，不利于愈合。

3. 坚硬、油腻、难消化的食物　这类食物对伤口本身没有坏处，问题在于如果是下肢受伤，患者往往不能下地，长期处于平躺的姿势，吃这些食物很容易出现消化不良的情况。

三、特别注意

1. 吃酱油并不会导致愈合后的皮肤变黑。

2. 糖尿病患者的血管神经功能差，伤后更要严格控制血糖，否则容易引起感染。

3. 自身免疫性疾病患者可能长期服用激素等药物，伤口愈合得很慢，要做好长期换药的准备，饮食上应该更加均衡，注意维生素和微量元素的补充。

特殊治疗

为什么有些严重烧伤患者需要进行气管切开

严重烧伤患者除烧伤局部外，远隔部位亦出现水肿。大面积烧伤、头面颈部深度烧伤、吸入性损伤等易引起气道周围水肿，导致气管狭窄、气道阻力增加以致发生气道梗阻、窒息而危及患者生命。因此，及时建立人工气道是对此类患者的重要救治措施之一。

通过气管插管建立人工气道快速、简便，但在气管插管困难或不宜进行时，气管切开术成为维持气道通畅、保障患者安全的最常采用的急救措施。主要适用于以下几类患者。

1. 头面部深度烧伤或头面部烧伤伴声音嘶哑、“鱼嘴征”患者，预计肿胀会持续加重，有发生气管狭窄甚至梗阻的可能。

2. 颈部深度烧伤，环形或半环形焦痂形成者。

3. 中度、重度吸入性损伤者，包括中度、重度喉烧伤者，易发生严重声门水肿或喉梗阻者。

4. 重度、特重度烧伤早期患者，因为手术、麻醉、体位变换及长途转运等，需要预防气管周围水肿导致的梗阻。

5. 各种原因导致的持续低氧血症且吸氧无明显改善者，须行较长时间机械通气和排痰治疗者。

6. 烧伤并发急性呼吸窘迫综合征、严重肺水肿或严重肺部感染者。

7. 严重肺部冲击伤（爆震伤）患者。

8. 已行气管插管，经评估短时间不能拔管，需要继续使用人工气道者。

9. 一氧化碳中毒伴深度昏迷、胃潴留易造成误吸者。

10. 咽部组织水肿明显，气道分泌物多，咳嗽无力，分泌物潴留造成呼吸困难或气管堵塞者。

11. 气管内有坏死黏膜或假膜脱落，需要反复吸引或灌洗者。

12. 肺功能不全及各种原因致呼吸功能障碍，需要较长时间辅助呼吸者。

13. 心肺复苏术后需要较长时间进行机械通气者。

14. 面颈部周围大手术，如全颜面植皮等，术中、术后气道管理难度较大者。

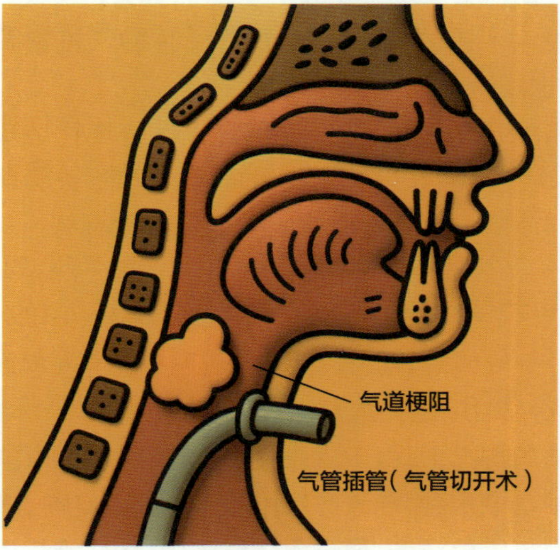

气管切开矢状位图

气管切开后还能说话吗

因为气管套管有气囊，气囊鼓起来时声门没有气流通过，因此气管切开后患者早期是无法说话的。后期在不打气囊时，患者可以少量发声。当切口缝合或堵管后,患者就可以说话了。

在恢复期间,患者应养成良好的生活习惯,注意多卧床休息,避免长时间说话,以免对伤口恢复造成影响。同时,患者饮食应尽量以清淡、容易消化的食物为主,避免吃太多油腻或辛辣刺激性食物,以免对伤口造成刺激。

即使患者因病需要长期保留气管切开的套管,患者只要能脱离呼吸机,就可以间断性地堵管进行讲话。

气管切开后是不是就只能带管生存了

以预防烧伤后气道水肿、狭窄为目的行气管切开置管者,水肿消退后,在病情平稳、痰液不多的情况下,即可考虑拔管。

吸入性损伤患者行气管切开置管后,如暂不需要进行支气管镜检查、治疗,不需要行机械通气,在受损的气道黏膜基本愈合后,可以考虑拔管。

如拔管指征不明确,或经评估有再次行气管切开置管可能者,可更换为金属套管过渡。使用金属套管者,拔管前可进行堵管训练。如使用一次性套管,不建议进行堵管训练。

气管切开是不是意味着病情很严重了

是的。一般如果需要气管切开,说明患者存在大面积烧伤或者重度吸入性损伤,这些都是比较严重的烧伤。

在烧伤的情况下,由于皮肤受到损伤,呼吸道可能会出现不同程度的损伤或水肿,导致呼吸困难或窒息。此时,进行气管切开可以确保气道的通畅,使患者能够呼吸,从而维持生命。气管切开还可以帮助患者减轻呼吸道的压力,减少呼吸道分泌物,降低感染的风险。

需要注意的是,气管切开本身也是一种有风险的手术,需要严格掌握适应证和手术时机。在手术后,需要密切观察患者的呼吸情况,及时处理并发症,以确保患者的安全和康复。

总之，烧伤患者进行气管切开可能说明病情比较严重。但是，只要得到及时、正确的治疗和护理，大部分患者可以成功恢复。

为什么呼吸道损伤后会出现声音嘶哑

因为吸入的热力会损伤声门周围的组织，早期会引起组织肿胀，后期有可能会改变声带结构，最终都有可能会导致声音嘶哑。

具体来说，呼吸道烧伤后，气道黏膜上的纤毛会受到损伤或脱落，使气道失去自我清洁和保护能力，这会引起气道内分泌物增多、黏稠，容易形成痰液或异物，从而导致声音嘶哑。此外，烧伤还可能引起喉部水肿，使声带受到压迫或影响声带的正常运动，从而导致声音嘶哑或失声。

因此，呼吸道烧伤的患者需要注意保持气道的通畅和湿润，及时清除呼吸道分泌物和异物。同时，需要给予适当的药物治疗和护理，以促进呼吸道的康复，恢复正常的语言功能。

呼吸道损伤有什么后遗症

呼吸道烧伤的专业术语为“吸入性损伤”，其主要后遗症也就是晚期并发症为气管狭窄或者塌陷。气管狭窄主要是由于气管切开后切口肉芽组织增生，气道塌陷主要是由于气管软骨环的不可逆损伤。除此之外，呼吸道烧伤后还可能存在以下问题。

1. 声音嘶哑 呼吸道烧伤可能引起喉部水肿，使声带受到压迫或影响声带的正常运动，从而导致声音嘶哑或失声。

2. 呼吸道感染 呼吸道烧伤会使气道失去自我清洁和保护能力，容易引起呼吸道感染。这需要积极治疗和控制，以避免病情恶化。

3. 肺不张 呼吸道烧伤可能引起肺部炎症，使肺部组织充血、水肿，从而导致肺不张。这会引起呼吸困难、缺氧等症状，需要及时治疗。

4. 心理问题 呼吸道烧伤可能给患者带来心理上的压力和焦虑,导致失眠、抑郁等问题。

总之,呼吸道烧伤的后遗症比较严重,需要及时治疗和护理。对于呼吸道烧伤的患者,需要给予心理支持和辅导,帮助他们克服困难,尽快康复。

严重烧伤早期为什么要导尿或记录小便情况

严重烧伤早期,由于微血管通透性增加和液体转移,导致循环血容量不足和功能性细胞外液缺失,需要进行及时的液体复苏。复苏期间为及时调整补液量和补液速度,需要留置导尿来准确记录每小时尿量和观察 24 小时尿量的变化。对于大面积烧伤和会阴部烧伤患者,为保持局部创面干燥、清洁和便于治疗,也需要留置导尿。

烧伤患者通常会因为休克等原因出现排尿困难,甚至尿潴留的情况。此时,导尿可以有效地帮助患者排出尿液,减轻膀胱压力,预防因尿潴留引起的膀胱破裂等严重并发症。

记录小便情况可以帮助医生更好地了解患者的尿量和尿液的颜色、性状等,从而判断患者的肾功能状况和休克程度。这对于制订和调整治疗方案,以及评估患者的病情和预后都有重要意义。

此外,导尿和记录小便情况还有助于预防尿路感染等并发症的发生。对于烧伤患者而言,尿路感染是常见的并发症,会对患者的治疗和康复造成一定的影响。通过导尿和记录小便情况,可以及时发现并处理尿路感染等并发症,从而促进患者的康复。

总之,严重烧伤早期导尿和记录小便情况是必要的治疗措施之一,可以帮助医生更好地了解患者的病情和制订治疗方案,同时也有助于预防和治疗泌尿系统并发症。

烧伤早期为什么要半卧位或半坐位

要求烧伤患者早期采取半卧位或者半坐位的原因主要有以下几点。

1. 有利于减轻水肿　对于头面部烧伤的患者，在平稳度过休克期后，取半坐卧位或抬高床头，有利于减轻水肿。

2. 促进创面愈合　植皮术后，适当的体位可以帮助移植的皮肤更好地适应新环境，并促进创面愈合。

3. 防止感染　适当的体位可以减少皮肤与床单、被褥等的摩擦，从而降低感染的风险。

4. 改善呼吸和循环功能　半卧位或半坐位可以改善患者的呼吸和循环功能，有利于病情的恢复。

总之，要求烧伤患者早期采取半卧位或半坐位是为了促进创面愈合、防止感染、改善呼吸和循环功能等。医生会根据患者的具体情况和烧伤程度制订个性化的治疗方案，包括体位要求等。

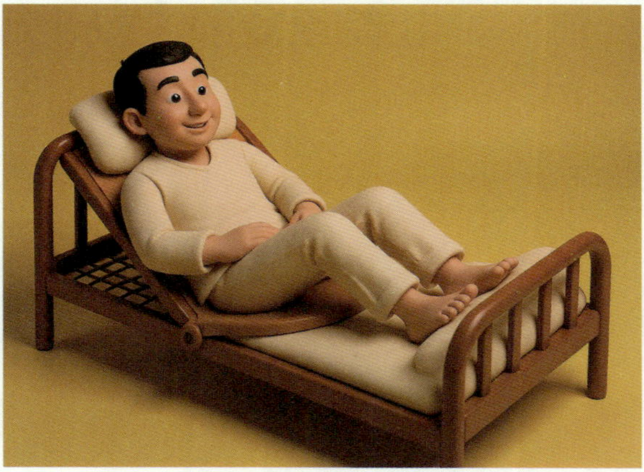

烧伤患者半坐位

4

第四部分

不留瘢痕改善生活，出院康复须注意

色素改变

为什么愈合后有些皮肤是白白的，有些是黑黑的

皮肤的颜色主要受黑色素细胞的影响。黑色素细胞大部分位于皮肤的表皮和毛囊中，通过分泌黑色素来影响皮肤的色泽。黑色素所在部位因深浅不同而表现出不同的色调：在表皮呈黑色或褐色，在真皮浅层呈灰蓝色，在真皮深层呈青色等。烧伤后创面微环境的变化可以改变黑色素细胞的活性，进而影响黑色素的生成和黑色素小体的转运，最终导致皮肤色素的异常。

之所以愈合后有些皮肤区域是黑黑白白的，是因为新愈合的皮肤出现了不同程度的色素沉着和色素脱失。色素沉着的地方表现为皮肤发黑、暗红，色素脱失的区域表现为皮肤发白，如白癜风患者的皮肤一般，故而皮肤的颜色“黑黑白白的”。

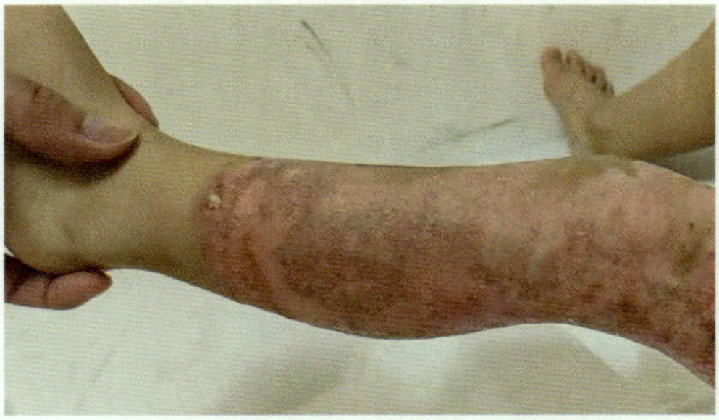

烧伤后新愈合的创面呈现出色素异常

烧伤创面愈合后需要防晒吗

烧伤创面愈合后需要做好充分的防晒，其目的是减少色素沉着，减少黑色素细胞的增生和分泌黑色素，尽可能地改善愈合后皮肤的色泽。

一般建议以物理防晒为佳,出门的时候戴好遮阳帽、口罩,穿着防晒衣等。也可以采取涂抹防晒霜的方式,但依然不能代替物理防晒的作用。建议在烧伤愈合后的 6 ～ 12 个月内采取较为严格的防晒措施,促进新生皮肤尽快恢复正常色泽,避免瘢痕皮肤色素沉着后外观发黑、明显与正常皮肤色泽不同。

什么是烧伤后的色素脱失

黑色素是一种生物色素,由黑色素细胞生成并储存。正是由于黑色素的存在,皮肤才有了颜色。一旦黑色素由于某种原因无法正常生成,就会造成色素脱失,从而形成白斑。

烧伤累及皮肤深层组织,会损伤皮肤内的黑色素细胞,导致创面愈合后该区域缺失了黑色素细胞,无法正常产生黑色素,从而引起皮肤色素脱失,形成白斑。

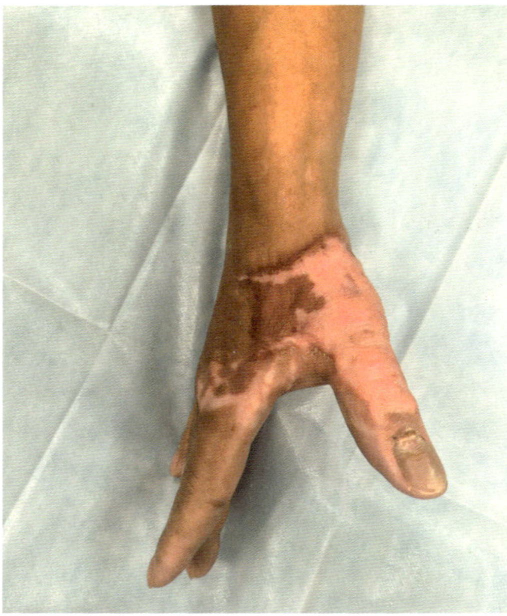

烧伤后色素脱失

什么是烧伤后的色素沉着

与上一个问题相反，所谓烧伤后的色素沉着，就是烧伤后，受体内体外因素的影响，如阳光直射、灯光影响、炎症刺激等，受伤区域或者新生皮肤组织内的黑色素细胞出现了增生、分布异常、分泌旺盛，导致创面愈合后这部分皮肤组织内黑色素生成比旁边的正常皮肤组织更多，出现了皮肤色泽的加深，表现为明显的暗红色、棕黑色。

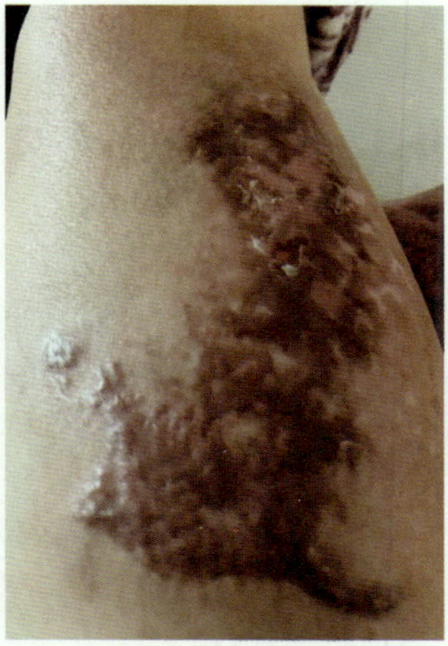

烧伤后形成的瘢痕表皮呈现出显著的色素沉着

烧伤后皮肤色素脱失应该如何处理

烧伤后皮肤色素脱失是常见的后遗症之一，给患者带来烦恼，其产生机制是黑色素细胞缺失。通常情况下，烧伤引起的色素脱失能够恢复，但恢复时间不确定，具有个体差异性，患者需要积极配合医生进行相应的处理，才能够尽快恢复。

在浅Ⅱ度烧伤中，表皮中含有的色素已被破坏，瘢痕处皮肤通过基底层中的角质形成细胞的迁移进行再上皮化，黑色素细胞从瘢痕边缘和皮肤附属器迁移来修复瘢痕处的色素脱失，并且有不同的色素再生的反应机制，患者经过一系列积极治疗后，烧伤导致的色素脱失会慢慢聚集，局部皮肤颜色能够逐渐恢复正常。但在深Ⅱ度烧伤中，仅可见少量黑色素颗粒和大量纤维结缔组织，皮肤附属器的缺失使得黑色素细胞无法迁移来修复瘢痕处的色素脱失，造成瘢痕处色素永久性的脱失，治疗起来颇为棘手。

目前，针对色素脱失主要的治疗方法包括手术治疗和非手术治疗，手术治疗包括局部切除、皮肤移植等方法，非手术治疗主要为各种光电治疗。消除烧伤后皮肤色素脱失的治疗方法多为治疗瘢痕的常规手段,包括扩张器植入,直接切除缝合,自体刃厚、中厚或全厚皮片移植,但是术后会遗留不同程度的瘢痕增生。还可采取自体表皮移植治疗,愈合后皮片颜色良好,供皮区也没有瘢痕形成及色素脱失的现象,是一种简便、高效,也是当下较常用的手术方法。

随着光电技术的发展,光电设备越来越多地应用于瘢痕治疗,除了改善瘢痕的质地、平整程度外,对瘢痕颜色的改善也是其主要的临床疗效之一。

目前,光电疗法可以作为一种局部增加黑色素的治疗方法来纠正色素脱失,不过尚存在色素脱失复发率较高的问题。目前用于治疗色素脱失效果较好的光电治疗方法有窄谱紫外线 B 段(ultraviolet B,UVB)激光、点阵激光等,特别是点阵激光联合药物治疗改善色素脱失。色素脱失长期以来一直缺乏高效的治疗手段,而光电治疗联合药物治疗是极具潜力的方法。

有效地改善色素脱失的重点与难点在于诱导黑色素细胞的应答反应,以及避免新的色素脱失问题的产生,减少新的瘢痕形成,降低感染、疼痛等术后并发症的概率,也需要在治疗方案的选择上平衡风险与收益。

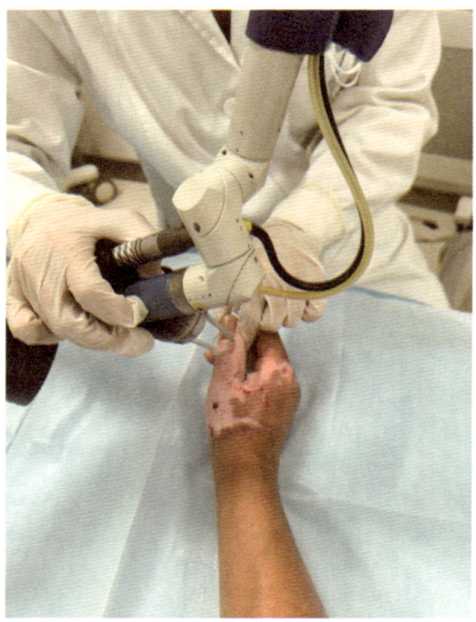
光电技术治疗烧伤后色素异常

在目前的手术治疗中,薄层皮肤的移植仍是最可靠和广泛验证的方法,但并不适用于太大的区域。使用点阵激光或点阵激光联合药物治疗,治疗后的创面小,感染可能性小，疗效确切，但色素脱失的复发率高，稳定性和持久性需要更大量样本和更长时间的随访评估。

建议烧伤后出现色素脱失的患者及时到有烧伤科的医院就诊，烧伤科医生通过视诊、检查等明确具体情况，选择合适的治疗方法。平时要注意保护新愈合的皮肤，避免紫外线或阳光直射，以免加重色素沉着。

烧伤后皮肤色素沉着应该如何处理

黑色素的生成过程需要多种酶参与，主要包括苯丙氨酸羟化酶、酪氨酸酶、酪氨酸羟化酶异构体等，通过外用药物来降低酶的活性，可以有效治疗色素沉着。再者，烧伤后创面微环境的变化对色素沉着的发生也有一定的影响，合理应用抗生素也可以在一定程度上改善皮肤色素沉着。除此之外，光电疗法因具有选择性光热分解作用，可以分解黑色素细胞和黑色素小体，从而达到减少色素沉着的目的。

激光治疗黑色素沉着的原理为激光在照射皮肤后所发射的光会被黑色素颗粒吸收，这时激光会产生高能量击碎黑色素颗粒，然后色素碎屑会随着人体的各项循环排出体外，从而达到祛除黑色素的目的。烧伤后的色素沉着通常需要 6 ～ 12 个月才能改善，主要与皮肤受损的严重程度以及个人体质有关。烧伤创面愈合后应注意做好防晒，避免新愈合的皮肤被阳光直射。

烧伤后色素沉着一般可以通过外用药物涂抹、光电治疗等方式来改善。由于每位患者色素沉着的情况不同，具体方法还需要根据具体情况决定。

一、外用药物

烧伤后形成色素沉着，主要是因为皮肤代谢发生了障碍，引发黑色素细胞产生过多，不能够自行排出体外。如果色素沉着比较浅，可以在局部使用修复类药物，如维生素 E 乳膏、重组人表皮生长因子凝胶等帮助皮肤修复，缓解色素沉着的症状。对苯二酚是一种小分子亲水性物质,可渗透人体皮肤进入血液循环,是治疗皮肤色素沉着常用的药物之一。该药物减少体内黑色素的形成,还可破坏黑色素细胞、降解黑色素小体。

治疗色素沉着的其他常见药物还包括壬二酸、维甲酸、他扎罗汀、阿达帕林、氨甲环酸等。联合应用药物可以取长补短,从多个方面抑制黑色素细胞的产生、破坏已经形成的黑色素等,临床上常用的克里格曼方案由对苯二酚、维甲酸以及地塞米松组成,已经被证实可有效治疗烧伤后色素沉着,并广泛应用于临床。后续的改良克里格曼方案(2% 对苯二酚、0.05% 维甲酸、0.01% 氟轻松)临床效果良好,但在治疗期间需要密切关注药物不良反应,或联合其他药物避免不良反应的发生。

二、光电治疗

光电治疗指的是利用一系列具有光电原理的仪器产生特定的光,作用于皮肤或者瘢痕,来达到美容、抗衰老、治疗色素异常、改善瘢痕增生等目的的治疗方式。

光电应用于人体时,会产生一系列作用效果,直接或者间接作用于皮肤的不同层次,刺激胶原蛋白、弹力蛋白以及水结合蛋白等,使蛋白结构有所变化,从而产生效应来提升皮肤质量。

光电治疗一般应用于色素改变、皮肤年轻化、瘢痕等医学美容学和整形领域。做完光电治疗需要注意防晒,停止应用化妆品,加强保湿、补水。对红肿、疼痛等情况,不能抓挠,要及时就诊。

如果烧伤后皮肤色素沉着比较严重,也可以在局部进行激光照射治疗,主要是利用光电原理,使用特定波长的激光作用在色素沉着部位,将黑色素颗粒击碎瓦解成小颗粒,随身体代谢排出体外,从而达到祛除色素沉着的目的。

光电治疗的选择有以下几种。

1. 调 Q 激光 植皮后色素沉着在亚洲人中很常见,选用调 Q 激光治疗可以显著降低该类患者的黑素指数,是一种安全可靠的治疗方案。

2. 强脉冲光　强脉冲光往往和其他方案联合应用来治疗皮肤色素沉着，如联合改良克里格曼方案。

3. 超脉冲点阵二氧化碳激光　可将色素沉着处的黑色素排出体外，从而有效改善皮肤色素沉着，此类激光可显著减少疼痛，更容易被患者接受。

4. 皮秒激光　通过光声效应来治疗皮肤色素沉着，仅用较短的激光脉冲持续时间就可使色素细胞破裂，较小的能量就可以有效地破坏黑色素，最大限度地避免周围组织的热损伤。

5. 微等离子射频技术　烧伤后色素沉着患者对微等离子射频治疗反应良好且并发症较少，但治疗过程中疼痛刺激较为强烈。

三、光电治疗联合药物治疗

烧伤后色素沉着的治疗手段多样，仅靠单一的治疗手段很难取得满意的效果，且有复发的风险。因此，治疗手段间的联合应用是非常必要的，主要包括光电治疗加药物治疗，以及不同光电治疗间的联合应用。

色素沉着的形成是一个复杂的过程，由于烧伤严重程度不同，黑色素细胞的来源也存在一定的差异，同时受创面微环境的影响，使色素沉着的治疗面临诸多挑战，虽然可选择的治疗方案颇多，但其有效性仍需要进一步证实。

治疗方案间的联合应用可以在一定程度上提高疗效，减少不良反应的发生。因此在发现新治疗方案的同时，治疗方式的联合应用也不应该被忽视，需要“私人订制”，在获得满意治疗效果的同时，最大限度地减少不良反应的发生，提升患者的生活质量。生活中还应保持局部卫生，做好防晒措施，避免症状持续加重。

为什么医生建议烧伤后及早进行光电治疗

瘢痕的光电治疗通常推荐尽早进行，在创面愈合后即可开始治疗，根据具体情况确定相应的治疗方案。一般说来，大部分瘢痕成熟期在 6 ～ 12 个月，越早治疗取得的效果越佳，而且在瘢痕尚未稳定前提前干预,可以缩短瘢痕未成熟期,有效控制瘢痕的变化和发展,避免后期瘢痕稳定后治疗效果不佳。

激光治疗主要是利用激光产生的光热,直接作用于深层组织,使深层组织发生碳化,从而有效祛除瘢痕。如果患者烧伤的情况比较轻微,只是出现轻微红肿、疼痛等症状,一般在 1 个月左右就可以做激光治疗。但如果患者烧伤的情况比较严重,出现明显的红肿、疼痛等症状,恢复的时间可能会比较长,可能需要 3 个月左右才可以做光电治疗。

瘢痕防治

针对瘢痕的治疗措施有哪些

治疗瘢痕的方法有很多,在医学上一般分为非手术治疗、手术治疗、综合治疗。

非手术治疗 包括激光疗法、压力疗法、放射疗法、药物治疗、康复治疗等治疗方法。

手术治疗 包括瘢痕切除,分次、分层切除,切除后皮片和/或皮瓣移植修复,激光或手术磨削,组织扩张器应用等。

综合治疗 包括手术后辅加药物、激光或光子、放射线或同位素治疗等。

这些方法各有优缺点,适用的范围也不同,一旦出现瘢痕,千万不可草率行事,一定要求助于专业医生,诊断明确后再作选择。如果决定进行瘢痕修复,一定要尽早治疗,避免错过最佳治疗窗口。

一、药物治疗

治疗瘢痕的药物很多,目前常在瘢痕局部直接应用。

1. 类固醇药物 主要是在瘢痕内局部注射(如曲安奈德等)或配制成霜、膏,涂抹、贴敷。适用于增生性瘢痕及瘢痕疙瘩,效果明显。由于药物本身效应及患者的个体敏感性不同，注射剂量过大或方法不正确，用药后有可能出现局部或全身的副作用，比如局部毛细血管扩张，色素沉着、脱失，局部皮肤轻度凹陷，女性月经紊乱等。

2. 硅类制剂　最常用的有硅酮贴、硅酮敷料、硅酮凝胶等，使用方法为外贴、外涂等，使用方便、简单，无局部不适或不适感轻微。适用于术后或烧伤后早期应用。除此之外，我国中药制剂对抑制瘢痕、止痒也有其特色，如瘢痕止痒软膏等，但是见效比较慢，治愈率低。

需要特别强调的是，目前治疗瘢痕的外用药物有多种，这些药物能加速瘢痕软化和退化，而不可能完全消除瘢痕。有些药物广告称"能彻底消除瘢痕、彻底除瘢"，这是不可信的。各位患者切忌病急乱投医，浪费金钱和精力，徒增心理负担。

二、压力疗法

应用弹性织物（弹力套、弹力衣、弹力绷带等）对瘢痕部位实施持续压迫，从而达到预防瘢痕增生、治疗增生性瘢痕和瘢痕疙瘩的目的，称为压力疗法。加压治疗皮肤瘢痕已有 100 多年的历史，作用原理主要是通过压力使瘢痕内血管管腔变窄，血流减少，造成瘢痕内组织缺少营养，瘢痕组织的增生受到明显的抑制，从而达到治疗瘢痕的目的。

此类方法简便易行，几乎没有副作用，也可以作为手术、激光、药物、放射等治疗的辅助治疗，可以减少用药剂量及降低复发率。这种方法适用于各种面积的增生性瘢痕，或者不适于放疗、局部药物治疗的患者。

三、激光、强脉冲光疗法

激光和强脉冲光疗法是近年来发展起来的瘢痕治疗方法，对于不同的瘢痕治疗侧重不同。

首先，对于表浅陈旧性凹陷性瘢痕（如手术后、外伤后、水痘后，以及痤疮遗留等）可以选择点阵激光和超脉冲二氧化碳激光磨削治疗,经过一到数次治疗能有很明显的改善。

其次,对于增生的瘢痕疙瘩,可以选择激光,将其中的血管闭合以减缓生长,又可以使增生的胶原组织收缩,再配合药物封闭使瘢痕停止生长并变平。

最后,对于手术后的新鲜伤口瘢痕,首选强脉冲光治疗,能迅速平复并减缓瘢痕增生的发生。同时配合其他治疗,效果很好。

四、放射疗法

放射线可以穿透人体组织,照射到瘢痕组织后,其辐射能量向组织传递,对瘢痕造成物理和化学损伤,从而抑制、破坏瘢痕的生长,达到治疗瘢痕的目的。虽然可早期应用穿透力较强的X射线对瘢痕疙瘩直接照射,但作用缓慢,副作用大,目前已改进为瘢痕疙瘩或增生性瘢痕切除后再应用只照射浅层的β射线照射,缩短了治疗时间,也大大降低了副作用。

放射疗法适用于异常瘢痕的治疗,通常作为手术后预防复发的辅助疗法。个别患者照射后局部有轻微反应,甚至出现放射性皮炎、放射性溃疡等症状,故需要进一步综合治疗,目前不推荐放射疗法。

五、物理疗法

物理疗法是利用自然的和人工的各种物理因素,如电、光、声、冷和热等作用于瘢痕组织,对其进行治疗的方法,简称“理疗”,包括光疗、电疗、水疗、热疗、超声疗法等。在创伤愈合、瘢痕恢复和瘢痕治疗过程中,可以根据需要选择恰当的物理疗法,对预防瘢痕的形成,软化已经形成的瘢痕,促进瘢痕治疗,比如减轻局部的紧缩、牵拉、干燥、痛、痒等症状,改善局部功能有很好的效果。

六、手术切除瘢痕或部分瘢痕后植皮或皮瓣创面修复,瘢痕松解、瘢痕改型,扩张器置入、扩张皮瓣转移修复等

除了某些表浅性瘢痕组织无须治疗外,其他各类瘢痕组织均因会导致不同程度的挛缩畸形和功能障碍而需要治疗。颜面部及颈部的瘢痕,除产生畸形功能障碍外,还可影响外貌,使患者产生

精神上和心理上的负担。手部瘢痕可造成手的功能障碍。身体其他部位的瘢痕挛缩也可影响肢体或关节的正常活动。

伴有功能障碍的各种瘢痕挛缩都需要进行治疗。有些瘢痕虽然没有产生挛缩症状，但由于可引起持续的痒、痛症状，或经常破溃，也应考虑予以切除修复。对于影响功能活动或形成畸形的较小面积的增生性瘢痕，特别是在面部及双手，应考虑手术切除。

精细的整形外科手术可使明显、丑陋的瘢痕变得细小不明显。对成熟而稳定的瘢痕组织，可采用手术切除的方法进行治疗，最后瘢痕可应用皮肤磨削或医用激光磨削的方法进行处理，最终会获得令人满意的结果。

七、康复治疗

瘢痕的康复治疗也被称为“康复训练”，主要包括物理治疗法、医疗运动疗法和加压疗法等。适当、适时、正确的康复训练可以通过全身神经和体液的调节，改善呼吸、循环、消化、代谢等系统功能，改善患者的情绪。针对严重的、大面积的瘢痕形成导致毁容、功能障碍，影响正常工作和日常生活，以致引起心理失衡、精神抑郁的患者，也不失为重要的手段。

康复治疗不仅可以软化瘢痕，同时可调节人体的生理功能，恢复身体素质，包括肌肉力量、运动耐力、关节活动的灵活性、机体的反应及平衡协调能力。也可以通过运动调节患者的心态，树立积极向上、战胜疾病的信心。

什么时候需要使用抗瘢痕药物

烧伤创面愈合早期就应该使用抗瘢痕药物，如拆线以后或创面完全愈合后。所谓的抗瘢痕药物并不能把瘢痕祛除，而是抑制瘢痕的过度增生，所以在早期使用时能够发挥作用。待瘢痕已经成熟后再用这类药物，疗效就非常有限了。

伤口愈合后的第 1 ～ 6 个月是使用抗瘢痕药物的黄金时期，伤口刚刚愈合好的 1 ～ 2 个月，是防止瘢痕发展的最佳时机，伤口愈合后的 3 ～ 6 个月属于瘢痕增生期,这个时候使用抗瘢痕药可以有效防止瘢痕增生。形成时间较长的瘢痕已经成熟,处于稳定期,对于这类瘢痕再使用抗瘢痕药的效果不大,这时建议去医院根据医生的建议进行治疗。

哪种抗瘢痕药物有效

常见外用抗瘢痕药物,包括硅酮制剂、积雪苷、洋葱提取物等。

其中硅酮类药物是目前临床应用较多的一类药物,常见剂型有凝胶和贴膜两种,凝胶适用于口周、颈部等活动较多的部位,贴膜适用于大面积瘢痕上,并能配合弹力衣使用。硅酮类药物常见的并发症是皮炎(多见于小儿)、皮肤浸渍、皮肤瘙痒等,如出现以上症状,需要暂停使用或者缩短使用时间,避免加重瘢痕充血或者引起瘢痕破溃。

其他常见外用抗瘢痕药物有积雪苷和洋葱提取物等,可按需与硅酮制剂搭配使用。积雪苷是一种含中药成分的药物,对瘢痕早期红斑和色素沉着的改善有效。洋葱提取物能够改善瘢痕外观、质地、高度。

一般而言,口服抗瘢痕药物疗效不甚明了,不建议长期使用。不同类型的瘢痕需要选择不同的药物,如何选择应该根据自身情况咨询医生或者药剂师。总之,任何抗瘢痕药物都需要长期坚持使用才能取得较好效果,并在使用过程中注意膳食调理,避免紫外线等因素干扰。

为什么要穿弹力衣

穿着弹力衣是在进行压力治疗,在瘢痕治疗中最常用、成本最低,同时具有较好的疗效。有效治疗增生性瘢痕对烧伤患者的生理和心理健康非常重要。临床上通常在伤口或自体移植完全愈合后开始进行压力治疗,利用弹力衣在烧伤愈合部位的皮肤上持续施加压力,使瘢痕组织中毛细血管缺血,胶原生成速度变慢,从而减少瘢痕增生，达到预防和治疗瘢痕的效果，且副作用相对较少，对患者造成再次损伤的风险也更小。

压力治疗可以单独用于治疗烧伤瘢痕，以控制其增生，也可以辅助其他疗法，以降低复发率。

根据烧伤的严重程度和治疗时间，弹力衣每天穿戴时间应大于 23 小时，连续使用 12 ～ 18 个月，且压力治疗持续时间越长，抑制瘢痕增生的效果就越明显。在牵拉力恒定的情况下，随着时间的推移，穿戴时所产生的张力会逐步减小，若要达到理想治疗效果，需要及时更换新的弹力衣。

增生性瘢痕的增生期常超过 9 个月，对深度烧伤患者的压力治疗应尽早进行，在瘢痕增生出现时就须实施，如果出现明显增生性瘢痕后再进行压力治疗，则瘢痕组织增生的减轻程度会降低。

弹力衣应该怎么穿

弹力衣一般需要根据不同患者的不同部位进行量体裁衣、个性订制，同一款弹力衣建议订制两套，以备换洗，这样可以不间断地持续使用。对于正在生长发育中的婴幼儿、青少年，还需要定期量体裁衣、重新订制，避免因生长发育过快造成弹力衣不合身；成年人若体重发生明显变化，比如消瘦或者增重，同样需要重新量体裁衣，这样才能保证弹力衣提供适宜的压力。

弹力衣（包括弹力手套）在穿着时须内外反穿，避免接缝处压迫瘢痕。穿着弹力衣的部位还需要及时清洗，以防汗渍残留引起瘙痒，清洗后可以考虑涂抹适量的身体乳，减少弹力衣与皮肤之间的摩擦。弹力衣的穿着时间除了洗浴、进食、涂抹身体乳外，一天内建议坚持 23 小时以上，持续使用 1 ～ 3 年，甚至更长时间，直至瘢痕出现变薄、变白、变软等成熟的表现为止。

光电治疗瘢痕的原理是什么

光照射皮肤时会发生不同程度的吸收、反射、散射，以及在组织中发生投射。皮肤组织中能够吸收光子的结构称为色基,可以吸收不同波长的光。

光对组织的效应有以下几种:①光热效应:组织吸收光后会发生凝固或者气化;②光机械效应:主要由脉冲激光束导致组织破坏;③光化学效应:直接破坏组织化学键或与使用的药物发生化学反应;④光生物刺激作用:极低强度的激光对组织可产生刺激作用;⑤选择性光热解作用:皮肤的不同组织可以吸收不同波长的光,当提供足够的能量时可以破坏吸收该波长的光的组织,而不破坏其他组织。光治疗瘢痕是通过上述五种效应来发挥作用的。

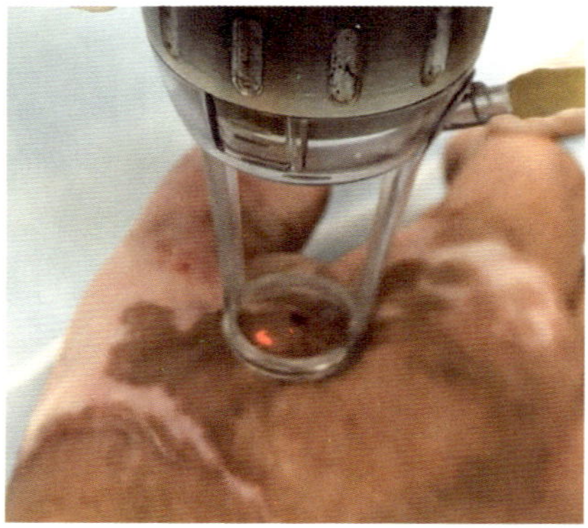

激光治疗

光电治疗需要做几次,多久做一次

瘢痕的光电治疗通常推荐尽早进行,在创面愈合后即可开始治疗,根据具体情况确定相应的治疗方案。一般说来,越早治疗取得的效果越佳。治疗瘢痕一般需要规律地接受多次光电治疗以达到满意的效果,通常为 3 ～ 5 次,根据个体瘢痕情况会有增减。一般祛红治疗 1 个月 1 次,直至瘢痕无明显泛红。超脉冲二氧化碳点阵激光治疗间隔一般为 3 个月。治疗方案须由烧伤科或者整形科医生面诊后根据瘢痕的具体情况决定。

放射治疗为什么可以治疗瘢痕

病理性瘢痕包括瘢痕疙瘩和增生性瘢痕,其产生的原因是成纤维细胞活性异常增高、胶原大量增生所致的机体损伤后修复。

瘢痕的放射治疗是通过电离辐射的直接作用和间接作用，抑制伤口及周围组织的成纤维细胞，导致其迁移、增殖和合成分泌功能出现障碍，从而阻碍胶原合成与沉积。其次，在病理性瘢痕形成中起关键作用的是血管，放射治疗可使皮肤血管扩张、血管内皮细胞肿胀，从而使血管闭塞，最终导致瘢痕的血液循环障碍。应用放射线进行早期治疗可使瘢痕内新生毛细血管消失。另外，电离辐射引起的细胞凋亡也是放射治疗抑制瘢痕增生的重要机制之一，通过放射治疗可以减少胶原纤维和细胞间基质的合成，并可降低局部组织中转化生长因子 β_1 的含量，从而抑制病理性瘢痕的生成。

放射治疗的适应证为病理性瘢痕术后患者。对于婴幼儿和儿童患者应非常谨慎地评估治疗的利弊，慎之又慎，此为相对禁忌证。对于重要敏感组织器官（如甲状腺、生殖器、乳腺等）旁的病理性瘢痕，应注意评估放射治疗对该脏器的影响及预后。

手术切除是处置瘢痕最好的手段吗

瘢痕形成后应尽早进行处理。恰当的瘢痕早期干预有助于缩短瘢痕未成熟期，更快改善外观和减少症状，更好地预防、控制或者减缓瘢痕增生和挛缩，减少对二期手术修复的需要。手术只是瘢痕整体治疗方案中的一种选择，既非最好的手段，也非必要的手段，切不可只依赖手术来处理瘢痕，而延误了瘢痕形成期的早期介入。

哪些方法可以缓解因瘢痕引起的瘙痒、感觉异常等症状

瘢痕增生期患者会出现疼痛、瘙痒以及感觉异常等表现，若无法忍受，可以采取多种治疗方案来改善症状，包括药物治疗、物理治疗和手术治疗。

1. 药物治疗　在瘢痕局部有炎症反应时，可以外用消炎药，如红霉素软膏、莫匹罗星软膏、夫西地酸软膏等，能够起到消炎抗菌的作用，还有助于缓解局部疼痛以及瘙痒症状。异常瘙痒的患

者可口服依巴斯汀片，外用复方苯海拉明乳膏、洁肤乳膏、卤米松 - 三氯生乳膏等药物。待局部炎症、瘙痒症状解除后，可局部注射糖皮质激素等药物以抑制瘢痕增生。

2. 物理治疗 常见的有激光、冷冻治疗，例如进行激光治疗时，激光束瞬间形成的高能量可以作用于异常增生的瘢痕组织，打断大分子的纤维蛋白，软化瘢痕，改善瘙痒症状。还可以刺激皮下组织胶原再生以及胶原重塑，使局部的皮肤恢复平整。

3. 手术治疗 常见的手术有扩张器手术、瘢痕松解皮瓣手术、取植皮手术等。当保守治疗无效时，可采取手术治疗，祛除增生的肥厚瘢痕组织，也可改善瘙痒症状。

方案的选择需要咨询烧伤科、整形科或者皮肤科医生。建议患者在疾病恢复期间保持清淡饮食，少吃辛辣、刺激性的食物，如辣椒等，以免加重症状。另外，应避免抓挠瘢痕，以免皮肤破损造成感染。

为什么关节处的瘢痕会影响活动

关节部位烧伤后形成的瘢痕组织会牵拉软组织形成畸形，受活动减少和瘢痕牵拉的双重影响，受伤处的肢体无法伸直或者无法完全弯曲，从而影响人体的正常活动能力。所以，在创面愈合的过程中，应在康复科医师的指导下，在不影响创面愈合的前提下进行规范的康复训练，以实现创面愈合后较好的关节运动能力。

功能康复

为什么受伤的肢体变得僵硬了

烧伤后由于治疗的需要，患者往往需要卧床休养，减少地面活动，同时，烧伤创面的存在也会大量消耗体内的蛋白质，这就造成了肌肉成分的流失进而导致的萎缩。深度烧伤创面最后以瘢痕的形式愈合，瘢痕组织是由大分子的胶原蛋白形成的纤维结构，稳定后会牵拉组织，在关节活动减少和瘢痕牵拉的双重作用下，肢体就会变得僵硬。所以，在创面愈合的过程中，患者需要接受康复科医师的专业指导，在不影响创面愈合的前提下进行规范的康复训练，以实现创面愈合后较好的关节运动能力。

烧伤后如何有效进行康复治疗

烧伤后的康复治疗一般包括伤口护理和换药、伤口功能训练、烧伤瘢痕管理、疼痛管理、功能性康复训练等。具体如下。

1. 伤口护理和换药　烧伤后伤口护理是最重要的，包括清洁伤口、更换敷料、预防感染等。医生和护士会指导患者及家属正确进行伤口护理，并定期进行换药。

2. 伤口功能训练　烧伤可能导致皮肤、肌肉和关节的功能受损。康复治疗师会指导患者进行相关的功能训练，如活动受限的关节进行屈伸运动、腱鞘滑动训练等，以恢复受损区域的功能。

3. 烧伤瘢痕管理　烧伤后会形成瘢痕组织，影响皮肤的外观和功能。康复治疗师会进行瘢痕管理，包括按摩、压迫、使用瘢痕贴等方法，以减轻瘢痕的影响。

4. 疼痛管理　烧伤后可能伴随着剧烈疼痛。康复治疗师会采取各种方法，如物理疗法、药物治疗等，可以通过针灸、按摩等方式促进局部血液循环，改善疼痛症状。还可以遵医嘱使用布洛芬缓释胶囊、塞来昔布胶囊等药物来缓解疼痛。

5. 功能性康复训练　烧伤后可能出现肌肉萎缩、关节僵硬等问题，影响患者的日常生活功能。康复治疗师会指导患者进行相关的功能性康复训练，如肌肉强化、平衡训练、日常生活技能训练等，以帮助患者恢复日常生活能力。

此外，还有心理支持和心理康复、康复计划和追踪等治疗训练，具体的康复治疗内容会因患者的烧伤程度、烧伤部位和个体差异而有所不同。因此，建议咨询专业的康复科医师，根据个体情况制订合适的康复治疗计划。

门诊随访

为什么要进行门诊复诊

通过门诊复诊，医生可以评估患者创面愈合的质量，动态观察新生皮肤的状态，并提供合适的治疗方案，抑制瘢痕增生，并改善新生皮肤的色泽。人们在日常生活中不小心烧伤、擦伤、挫伤，待伤口愈合后可以观察到有些愈合后的伤口很快就恢复了正常的结构和色泽，而有些愈合后的创面则出现了发黑、发白等色素异常的改变，或者出现了厚厚的瘢痕。定期门诊评估创面愈合质量，可以在瘢痕尚未稳定前就提前介入，有效地改善新生皮肤的外观和功能。所以，并非创面愈合了就结束治疗了，愈合后的表现也依然需要专科医生来进行评估治疗。

烧伤创面愈合后多久复诊一次

一般建议创面愈合后第 1 个月、第 3 个月、半年以及一年复诊。创面愈合后的第 1 个月重点关注愈合质量，观察是否有色素的改变，如色素脱失或者色素沉着。第 3 个月关注瘢痕的增生情况，并有针对性地制订治疗方案。愈合后半年以及一年则重点关注瘢痕治疗的效果如何，评估是否需要手术的介入。